Testimonios de Enfermos Curados de Cáncer Leucemias Linfomas Corazón Y Otras Enfermedades

Testimonios de Enfermos Curados de Cáncer Leucemias Linfomas Corazón Y Otras Enfermedades

Lic. Francisco Gonzalez Bermudez

Número de Control de la Biblioteca del Congreso de EE. UU.:		2012921032
ISBN:	Tapa Dura	978-1-4633-4361-3
	Tapa Blanda	978-1-4633-4360-6
	Libro Electrónico	978-1-4633-4362-0

Este libro fue impreso en los Estados Unidos de América.

Para realizar pedidos de este libro, contacte con:
Palibrio
1663 Liberty Drive
Suite 200
Bloomington, IN 47403
Gratis desde EE. UU. al 877.407.5847
Gratis desde México al 01.800.288.2243
Gratis desde España al 900.866.949
Desde otro país al +1.812.671.9757
Fax: 01.812.355.1576
ventas@palibrio.com
429974

Índice

Presentación

Las declaraciones de enfermos o de sus familiares que se presentan en este trabajo, fueron extraídas y reproducidas con toda fidelidad, de las entrevistas realizadas a los mismos, en filmaciones de vídeo que obran en poder del autor.

Se ofrece la identidad de los entrevistados, nombres de hospitales y médicos que trataban y otros datos necesarios para la posible comprobación de la veracidad de los hechos descritos. Muchas de estas entrevistas han sido avaladas por las resonancias magnéticas, somatones, ultrasonidos y otros estudios realizados, aunque no se presentan estos documentos por obrar en los expedientes clínicos de los pacientes y además, porque harían muy densa un tanto aburrida su inserción, no obstante, en las filmaciones que obran en poder del autor se dispone de todos los documentos probatorios que han podido ser recopilados y se puede ser solicitada.

Misleidys Gonzalez la hija de Frank en Los Estados Unidos 646 474 1339 o por el e-mail franksaib@hotmail.com.

Al romper cierras reglas del juego, este autor considera se debe tener cierta tolerancia de criterio, pues es un tema muy sensible, y se le deben permitir ciertas prerrogativas por fracturar algunos estilos que se relacionan un tanto con la discreción, entre ellos los relativas a la identidad y dirección de enfermos curados. Téngase presente que esto no es un entretenimiento literario, son los testimonios de personas que se han curado de enfermedades mortales o incurables, para las cuales la ciencia no tiene solución y debe ofrecerse información adveradle incontrastablemente. Esto no es un pasa tiempo o algo que surge del sentido imaginativo de un ocioso y macabro personaje para buscar publicidad. Nadie ha presentado algo así, o por lo menos no se tienen antecedente por ninguna vía, de que se haya presentado algo similar en el ámbito mundial, por consiguiente, es posible que este un tanto por encima de algunos códigos y convencionalismos literarios.

El tema no tiene el propósito de originar controversias banales entre los partidarios de la medicina alopática y naturista o creyentes, y

Escépticos, su alcance e intención no son otros que llevar la esperanza y luz a aquellos que aguardan en cama o padecen de enfermedades mortales o incurables y reconocer quien es el verdadero protagonista de estas curas.

El que presenta este trabajo no es medico ni periodista, es un abogado que en 1986 se vio impelido a abandonar la toga y los estrados para dedicarse por entero a este trabajo sin pretender, ni siquiera en la imaginación, alcanzar la connotación lograda con el mismo. Su hija, Misleidys, era afecta a una devastadora humillante y mortal enfermedad.

Siento mucho respeto por las investigaciones científicas e incluso llevo muchos años estudiando las diferentes ramas de la medicina de manera autodidacta con el propósito de mejorar mi interpretación con la comunicación de los enfermos, pero el resultado que se expone no es su fruto.

¿Que hace que miles de personas afectas a las más disímiles enfermedades se curen prácticamente en semanas y hasta en horas. Según los estudios realizados y sus propios testimonios, las diferentes patologías diagnosticadas.

Tumores malignos y benignos; leucemias, aplacías medulares severas, anemias de todo tipo, púrpuras trombocitopenicas idiopáticas (PTI) y otras enfermedades de la sangre incluyendo las que se enlazan con trastornos inmunitarios como el SIDA; linfomas de todo tipo y otras neoplasias que afectan los tejidos linfoides; todo tipo de enfermedades del Corazón que incluyen anginas de pecho, comunicación interventricular (CIV) e interauricular (CIA), estenosis pulmónal y otras estenosis, aneurismas graves, obstrucciones en válvulas; riñones poliquísticos, insuficiencias y otras afecciones renales incluyendo tumores benignos y malignos del riñón, enfermedades hepáticas, incluyendo cirrosis en estados finales; fibromas, quistes, miomas y todo tipo de enfermedades del interior; epilepsia, infertilidad, cataratas, glaucomas, hidrocefalia, psoriasis, vitíligo y demás enfermedades de la piel; pancreatitis, síndrome de Hunter, colitis ulcerativa idiopática; todo tipo de enfermedades de la próstata; todo tipo de dolores.

Entiéndase que estas cosas no son fáciles de comprender mediante el análisis intelectual. La inteligencia mundana no es capaz de sondear el comportamiento de ciertos fenómenos que se manifiestan, a veces, a través de personas que en modo alguno pueden llamarse elegidos y más bien deben llamarse instrumentos.

Aquí les va este pequeño libro, si es que se puede llamar así a un conjunto de testimonios. De todas formas, como se llame, la experiencia desde 1986 curando enfermos no se puede resumir sino en decenas de trabajos como este.

"Lector, en tus manos tienes las vivencias de numerosas personas que han sanado gracias a su decisión, su fe y la constancia en el uso del producto de FRANK"…y todo comenzó así

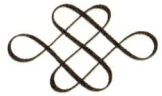

Testimonio 1

Mi nombre es Misleidy González Gómez, soy la hija de Frank. Naci en Santa Clara, Cuba. Actualmente vivo en New Jersey, USA. Mi teléfono es 646 474 1339.

Soy la hija de Frank González Bermúdez, a los tres años y medio de edad aproximadamente debute con una leucemia, me la detectaron en el hospital infantil de Santa Clara, Villa Clara, Cuba.

Los productos que me curaron fueron los de mi papa, Frank. Devido a mi enfermedad mi papa encontró la cura. Fui la primera persona en el mundo en consumir sus productos, y hoy desde 1986 que no entro a un hospital solamente para hacerme chequeos normales. A los trece días de estar tomando los productos de mi papa no tenía células malignas ni en sangre periférica, ni en medula.

Me trataba la Dra. Vergara una de las mejores hematólogas de Cuba y América, en el hospital infantil de Santa Clara. Tengo tres hijos saludables.

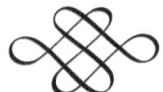

Testimonio 2

Me llamo Ignacio Torres, mi dirección es Simón Bolívar #601, Colonia Jose Ortiz de Domínguez, municipio Jiutepec, Morelos, país, México.

Yo presentaba varios tumores cancerosos en el riñón, el pulmón, la columna, el intestino y me tenían comprometidas la vena aorta y cava. Me habían practicado cuatro cirugías.

Mi problema empezó en 1998 con una tumoración en el riñón que se fue agravando día por día. Después me agarró pulmón y parte del intestino. Estuve un año completo en quimioterapia. El tumor principal tenía diecinueve centímetros y después de un año de quimioterapia se redujo solamente un centímetro.

Yo me atendía en Cancerología de México y allí optaron por decirme que no había más salida que una cirugía. Que podían quitarme un 30 ó 40 %. Se practicó la operación y posteriormente me hicieron una tomografía y estaba otra vez igual. Me caminó tanto que ya no había salida para mí, porque avanzaba muy rápido. En mes y medio a tres meses me fue caminando más y más. Vinieron unos extranjeros del otro lado (norteamericanos) a impartir un curso y ellos le plantearon mi problema para ver qué solución daban; pero ya me agarraba parte de la columna y vasos sanguíneos principales del cuerpo, la cava y la aorta. Y me dieron una solución, que me iban a operar, pero me iban a quitar parte de la columna, con rapidez, porque uno se desangra en segundos o minutos, no lo sé decir.

Yo opté por decirles que no, que era muy difícil para mí, que quería continuar mi vida, lo que Dios me dejara por vivir, porque era muy difícil para mí la recuperación, desesperante y doloroso. Yo me sentía cansado, agotado, la quimioterapia me acabó demasiado. De 80 Kg baje hasta 38 Kg.

Después de eso me dijeron que me quedarían 17 días ó un mes de vida. Dejé de asistir a cancerología de México y comencé con el producto Frank y empecé a tomarlo. En el tiempo de tres a cuatro meses empecé a sentir mucha mejoría: menos dolor y alimentarme un poquito más, comencé a caminar por mis propios medios y opte por ir a hacerme otra tomografía, porque me sentí muy bien.

Fui a México y los médicos se sorprendieron, por los 17 días que me daban o el mes de vida. Yo les dije que no, que me sentía muy bien y quería hacerme otros estudios porque sentía que iba mejorando y que tal vez: me podían hacer una cirugía porque el tumor me había soltado, los vasos sanguíneos principales que era lo más peligroso pues el tumor abarcaba esos vasos.

Me hicieron la tomografía y se sorprendieron los oncológicos al ver mis tomografías porque ya no tenía absolutamente nada, estaba limpio, y me dijeron ¿a dónde había asistido? Porque era una cosa increíble que después de un año de quimioterapia y cuatro cirugías que me practicaron, no había avance en mi cuerpo y por el contrario iba cayendo más y más.

Si, en 3 meses de tomar el producto de Frank estaba completamente limpio, estaba sano y por eso los oncológicos se sorprendieron tanto y plantearon que tal vez me habían llevado a algún brujo.

(El paciente muestra las cicatrices de las heridas ante las cámaras que lo están filmando.)

Ignacio: "Fueron muchos los doctores que me atendieron, oncológicos y cirujanos, entre ellos Ernesto Sevilla de Cancerología de México DF. Allí están todos los demás datos. El tumor original medía 19 centímetros y a mí me tenían que tener ya en oxigeno porque me agarraba el pulmón; ya no podía respirar...

Todo desapareció en las tomografías. Desde el 1999 no he tenido más nunca recaída y precisamente hoy hace 8 días que acabo de ir al Distrito Federal y me hicieron todos los estudios y dio que estoy limpio, completamente sano y quiero aclarar que cuando me dijeron que solo me quedarían 17 días de vida, desde ese momento empecé a tomar el producto de Frank, que fue el que me curó.

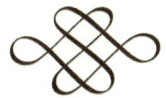

Testimonio 3

Declaración del padre de Belkis Duran (cubana):

Mi nombre es Héctor Duran Castillo, vivo en la calle Solís #1 entre Papái y Máximo Gómez en Rancho Veloz, Villa Clara, Cuba.

El caso de mi hija llamada Belkis Duran, comenzó estando en la escuela al campo. Comenzó con mareos. Le hicieron el fondo de ojo y la remitieron a Santa Clara. La atendió el Dr. Morejón, quien realizó los estudios y manifestó que era un tumor en cerebro. La ingresaron en el Pediátrico de La Habana y la atendió la Dra. Irene Samalea, quien me dijo que si, era un tumor y grande.

La operaron y sacaron parte del tumor. La Dra. Irene, después de la biopsia me dijo que era un tumor maligno con tendencia a reproducirse.

Al cabo de tres años el tumor nuevamente se volvió a reproducir. Ingreso al Calixto García, pues tenía 17 años, ya no era una niña y el Dr. Esteban Roy manifestó operarla urgente, estaba casi invalida y perdiendo la vista, pues el tumor estaba haciendo presión en el cerebro.

Después de la operación, el Dr. Roy dijo que lo que pudo operar fue un cuadro de sangre alojado en cerebro y con mucha fuerza, pero que el tumor no lo pudo operar, que a lo máximo le quedaban 6 meses de vida.

Vine a mi casa como loco y ella comenzó a tomar el producto de Frank y comenzó a mejorar y cada vez que iba a La Habana, el somatón daba que estaba mejorando. La mejoría se veía por momentos y el último somatón que se hizo ya no daba nada, se veía que el tumor estuvo, pero ya no estaba, que no se veía tumoración alguna. Me puse muy contento porque a ella no se le daba ningún medicamento, solo el producto de Frank eso fue 1987.

Declaración de la madre

Yo soy la madre de Belkis Duran. Ella en la última operación quedó muy mal, quedó con la vista fija y el médico no le dio posibilidad ninguna.

(La madre comienza a llorar…)

Después de tomar la medicina le hicieron la última tomografía y dio que no tenía nada. Al año de tomar el producto de Frank.

Declaración de Belkis Duran

Después de tomar el producto de Frank, no he tenido más problemas; me he sentido bien. Y ahora les voy a mostrar las cicatrices de las operaciones en la cabeza, (Belkis muestra las cicatrices en la cabeza).

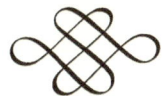

Testimonio 4

Yo me llamo Nelson Ulisa Fernández, vivo en la calle Hermanos García #23 en Remedios, provincial de Villa Clara, Cuba.

Mi padre, llamado Maximino Ulisa López, tenía un tumor canceroso en el pulmón, vomitaba mucha sangre con muy mal olor, al extremo que llenaba los tibores de sangre y lo mandaron para su casa para que se muriera, incluso con dieta para canceroso. Fue cuando fuimos a ver a el abogado Frank y con el producto que Frank le dio se curó y hoy en día tiene 84 años de edad y nunca más ha hecho recaída ni ha tenido que verse más nunca con ningún médico. Él, primero estuvo en el hospital de aquí de Remedios ingresado mucho tiempo. Tenía el tumor canceroso en el pulmón y le salió en los estudios que le hicieron y dijeron que era cáncer. Nos enteramos que Frank lo curaba y fuimos allá.

Mi padre está ahora desmochando palmas con 84 años de edad, incluso el otro día se cayó de una palma

y se fracturo un hueso pero ya está bien otra vez, entero.

En Santa Clara los atendieron en el Hospital "Arnaldo Milian Castro", que es donde le hicieron el somatón y los estudios, pero no le aplicaron sueros ni radiaciones ni operaron. Sólo se curó con el producto de Frank, que lo dejó nuevo.

A él lo mandaron para su casa para que se muriera porque vomitaba los tibores llenos de sangre con una peste tan enorme que hasta la familia tenía que irse del lado.

Desde 1992 se curó y nunca más ha hecho recaída. Si, lo mandaron para la casa a descansar, como se dice…

Declaración del padre

Yo me llamo Maximino Ulisa López y vivo en la finca Salvador, tengo 84 años de edad. Tuve un tumor en el pulmón y me puse muy bien radical y me curó Frank.

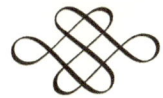

Testimonio 5

Yo me llamo Rolando Sanfiel, vivo en la carretera de Acueducto kilómetro 2 V2 en Santa Clara, provincial de Villa Clara, Cuba.

Soy el padre de la niña Yiélen Sanfiel, quien fue operada cuando tenía 17 días de nacida de un tumor neuroblastoma y a los 3 meses de edad la operaron de un tumor de Wilms en riñón. No me dieron ninguna posibilidad de vida pues también tenía afectado el hígado. Fuimos a ver a Frank y al año de estar tomando su producto, le hicieron una operación exploratoria y la niña no tenía nada, incluso ni en el hígado.

Los médicos decían que era pronóstico malo porque el tumor del riñón también tenía afectado el hígado.

Eso fue desde 1991. Nunca más ha hecho recaída.

En el hospital la atendía Dra. Vergara del Hospital Infantil y el Dr. Víctor Pich. La primera operación la realizaron, entre otros, el Dr. Tomas Mederos y la segunda también, en el Hospital Infantil de Santa Clara. Cuando el Dr. Tomas Mederos la opero del tumor de Wilms me expreso: "Ya la niña no tiene vida, porque tiene también células malignas en el hígado: es un tumor muy agresivo." Ahí fue cuando visitamos a Frank.

Declaración de la niña

Yo me llamo Yiélen y yo voy a mostrar las cicatrices de las operaciones que me hicieron cuando estuve enferma. (La niña pasa o mostrar las cicatrices ante las cámaras).

Declaración de la madre de la niña

El Dr. Mederos me dijo que el tumor operado era muy agresivo; que estaba comprometido el futuro de la niña, que no tenía vida. En ese momento fue cuando fuimos a ver a Frank por medio de otro paciente del hospital.

La niña tenía solamente unos meses de edad, esto fue desde 1991. Esta curada gracias a Frank.

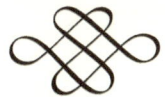

Testimonio 6

Me llamo Ruisdisvel Pérez, vivo en la carretera Central Km 4 ½ y elevado en la ciudad de Camagüey, Cuba.

Me operaron un tumor en la cabeza y dejaron el 30%. A los 6 meses de operado me hicieron un somatón y continuaba el tumor en la cabeza.

Comencé a tomar el producto de Frank y posteriormente, a los 6 meses de tomarlo, me volvieron a hacer otro somatón y había desaparecido. El médico que me opero, el Dr. Vega, me dijo que eso era increíble. La operación se había realizado el día 25 de Julio del 2004 yo trabajo en el SEPSA de Camagüey. El tumor era un meningioma.

Ahora les voy a mostrar la enorme cicatriz de la operación en la cabeza.

(El entrevistado muestra ante la cámara la cicatriz de la operación).

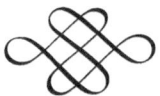

Testimonio 7

Mi nombre es Cecilia Lemes Trimiño, especialista en Primer Grado de Medicina General e Integral, vecina del 12 Plantas A, piso 4, Reparto Sandino en Santa Clara, provincia de Villa Clara, Cuba.

El primer caso que voy a hablar es de mi mamá, Teresita Trimiño, vecina de la misma dirección. Mi mamá presentó un tumor maligno en mama derecha, pérdida de peso corporal, mucho decaimiento y se determina en BAF el carácter maligno del tumor. Comienza a tomar el producto de Frank como único tratamiento. Eso fue 1998 que se le disolvió el tumor y no ha presentado más ningún problema. El año pasado se realizó otra mamografía y el resultado fue negativo. No se puso citostaticos, radiaciones ni operada, sólo el producto de Frank.

El otro caso es de mi papá, Orestes Lemes del Busto. A mediados de marzo de 1999 presentó síntoma dispéptico, diarrea con sangre, dolor abdominal y síntomas digestivos. En examen físico aparece una hepatomegalia dura, un tumor, vengo a ver a Frank y comienza a tomar el producto. A los 15 días se le realiza un ultrasonido donde ya la hepatomegalia de mi papá había desaparecido. Se le indica una láparoscopia que se realiza el 12 de abril, al mes de habérsela diagnosticado el tumor, resultando que el hígado estaba de tamaño normal y en la conclusión endoscópica del hígado dio normal, el tumor de mi papá había desaparecido con tomar solamente el producto de Frank.

La Dr. Cecilia Lemes presenta ante las cámaras la láparo 712 de 1999 que fue realizada en el Hospital "Arnaldo Milan Castro" de Santa Clara en el Servicio de Gastroenterología.

Declaración de la madre de la entrevistada:

Yo me llamo Teresita Trimiño, vivo en el Edificio 12 Plantas en el Reparto Sandino y yo soy la mama de la Dra. Cecilia Lemes Trimiño, que fue la que hablo anteriormente. Solo quiero decir que me encuentro perfectamente bien después de tomar el producto de Frank.

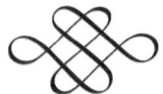

Testimonio 8

Niní Luna (holandesa) y su esposo Carlos Luna (argentino), empresarios holandeses, dueños de los restaurantes "Luna" y "Caramba", en Ámsterdam, Holanda.

Paciente Niní Luna, afecta a un tumor maligno en cráneo, muy agresivo. La operaron y no pudieron sacar el tumor, arrojando la biopsia un tumor de alto grado de malignidad.

Habla Carlos:

- Te diremos que primeramente el tumor no se podía operar porque podía dañar el cerebro y traer otros problemas. Contactamos con los oncológicos de España que tienen una clínica de cáncer, se saco una copia del somatón y se le mando a estas personas y por teléfono me comunicaron que estaba demasiado grande y en un lugar muy peligroso. Me expresaron: no te damos esperanza de nada.

Habla Nina:

- Ya me habían dicho que harían una biopsia y los doctores de España expresaron que era demasiado grande, era maligno y estaba al borde de las células sanas.

- La primera vez que hablamos con Frank nos dice: Mira, después de tomar el té, en un momento los médicos te van a decir: "Ya no tiene nada."

Carlos:

- A mí eso me sonó muy pedante, una pedantería argentina. Nina, no obstante, lo tomó y se comenzaron a hacer los controles, hasta este último, que el médico me llama a su consulta y me muestra el último somatón y me dice lo mismo que había dicho Frank: "No hay signos de nada: desapareció el tumor. No hay signos de cáncer".

Yo soy Midel Martel, el hombre que le llevaba la medicina a Nina Luna y que acaban de ver en el vídeo. Ella tenía un tumor maligno del tamaño de una naranja, que le daban 3 meses de vida y no podían hacer nada por ella. Y tomando el producto de Frank, al hacerle el último somatón salió que había desparecido el cáncer y también quiero decir que los médicos expresaron que ellos tenían que conocer a Frank porque eso en el mundo, era primera vez que se daba, que era increíble.

Mi móvil es 0618539690 y el correo electrónico, en Holanda, es majomisdel@hotmail.com

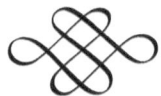

Testimonio 9

Mi nombre es Carlos Pérez Juárez. Vivo en Tlaxcala, México. Tengo un niño que le dio retinoblastoma en los dos ojos y me lo desahuciaron. Comenzó a tomar el producto del Frank y comenzó a caminar y a comer, pues casi no comía.

Después que le hicieron la operación en el ojo derecho le quedo residuo del tumor y con el producto del Frank mejoro mucho. Le iban a dar dos años y medio de quimioterapia y se la suspendieron porque hizo rechazo y no pudieron continuar con la quimio. Cinco doctores le hicieron la cirugía en el ojo derecho, pero le quedo el residuo y también tenía tumor en el ojo izquierdo.

El doctor, al ver el resultado, dijo: "Que extraño, pues ya no tiene el tumor" y que de 96 niños que estaba tratando de retinoblastoma, el único que había salido bien era mi hijo. Entonces yo le dije que le había dado el producto de Frank y los doctores dijeron que querían conocer que les diera el teléfono para establecer contacto, porque había muchos niños enfermos, incluso con leucemia.

(La madre procede a mostrar ante la cámara los somatones que muestran los tumores que tenía el niño en ambos ojos).

El Dr. Marco Antonio Ramírez, del Hospital "Federico Gómez" expreso también que él quería conocer a Frank el teléfono y la mas sorprendida fue la doctora japonesa que dijo que esos retinoblastomas eran controlables, pero no curable.

Al mes y medio de estar tomando el producto del Frank, el somatón que se le hizo en el hospital "Federico Gómez", de México, Distrito Federal, dio limpio. En ese hospital hay muy buen servicio y tratan todas las especialidades.

También quiero hablar de mi hermana. Remedios Pérez Juárez, residente en Cuernavaca, quien desde que tenía 4 años de edad padecía de ataques epilépticos y le daban de 4 a 6 ataques diarios. Comenzó a tomar el producto de Frank y mas nunca le han dado los ataques epilépticos.

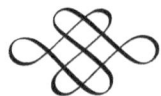

Testimonio 10

Yo me llamo Alfredo Espinosa Alberna, vivo en la calle Pimalgan #98 en Remedios, provincial de Villa Clara, Cuba.

Me sentí una pelotica dura en el pene, con mucho dolor. Me trato el Dr. Camacho, urólogo del hospital de Caibarien y me puso un tratamiento, pero aquella bolita lo que hizo fue aplastarse un poquito pero se puso más dura y con mucho dolor.

El pene se me jorobo y se doblo por donde hacia la pelotica.

Fui a ver a Frank y me garantizo que me iba a curar, y entonces empecé a tomar el tratamiento del Frank y a los 20 días exactos (Recuerdo que fue un 20 de Julio) el día 10 de agosto de 1997, ya se me había desaparecido la pelotica: no tenía nada, ni dolor, ni nada.

Esto desde 1997 y más nunca me he sentido nada.

Me siento bien, bien. Me curó radical.

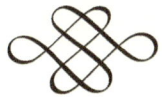

Testimonio 11

Mi nombre es Alejandro Vega Véliz, vivo en La Rosa #16, Colonia Vista Alegra, en Tlaquiltenango, Morelos, Mexico.

Me detectaron un carcinoma epidermoide que abarca la zona naso frontal. Todos los médicos me decían que era un tumor demasiado agresivo y había que hacerme una operación cráneo facial y que después vendrían la quimioterapia y radioterapia.

Realizaron la operación y me quitaron toda la cara, desde el cráneo arriba hasta abajo, para ver y trabajar con el tumor.

Un exalumno me entrego un paquetito de producto de Frank y encargue más y lo estuve tomando 3 o 4 semanas. Los médicos insistían que era un tumor muy agresivo y entre ellos, los mismos médicos del Hospital "Siglo XX". Cuando me operaron le dijeron a mi hijo que el tumor se había encapsulado y no tenía la agresividad que se había dicho anteriormente, pero los doctores dijeron que si, que ellos habían comprobado en la biopsia que era agresivo y ahora no lo era.

También me dijeron que iba a salir de la operación entubado y que se me afectaría parte importante de los tejidos del cerebro y que perdería alguna facultad; que iba a salir con tubos y mangueras y sin embargo, desde el mismo quirófano yo empecé a reconocer a todo el mundo y a conversar con los doctores que se asombraban.

Creían que iba a estar por lo menos tres semanas en el hospital y muchos días en terapia intensiva, pero a los 5 días de la operación me dieron el alta, para asombro de mi hijo.

Los doctores estaban impactados y el oncológico no creía que me hubieran dado de alta.

Yo me había despedido de mis amigos y deje un casete para que se lo dieran a mi hijo, pero después que ya vi los videos de Frank y comencé a tomar el producto de Frank. Tuve mucha confianza en este producto.

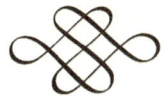

Testimonio 12

Yo soy Eulalia Papáinez Figueroa, vivo en la finca San Gabriel, Las Palmas, municipio Amatixap, Morelos, México.

Yo tenía un tumor en cuello más grande que un limón, no podía dormir del dolor y tenía que pernoctar sobre un sillón, porque no me podía acostar. El Dr. Tello me dijo que no podía operarme porque el tumor doblaba la arteria yugular y carótida y si me operaba se me vaciaba la yugular.

Empecé a tomar el producto de Frank mediante Ruperto me dijo que tomando el producto de Frank el tumor se me disolvería en 6 meses y a los 6 meses el tumor estaba del tamaño de un frijol y exactamente a los 7 meses ya había desaparecido solamente tomando el producto de Frank pues a mí no se me dio radiaciones ni quimioterapia ni se me operó, porque no se podía operar.

A los 15 días de estar tomando el producto de Frank ya podía acostarme y después el tumor se iba poniendo más chiquito y más chiquito hasta que desapareció. Después fui al ISE y el Dr. Me dijo que ya no tenía nada.

(Se muestran las conclusiones del patólogo).

Conclusiones:

Tumoración del espacio carotideo derecho compatible con tumor neurogenico. Esta lesión se localiza en el espacio carotideo derecho, desplazando la carótida externa, así como la vena yugular interna en sentido lateral.

> Dr. Gabriel Martinez
> Medico Patólogo Certificado
> Hospital General México
> Consejo Mejicano de Radiólogos e Imagen
> Calle Cuauhtémoc #315
> Colonia Lomas de la Selva CP 62270
> Cuernavaca, Morelos.

La paciente, en la entrevista muestra a las cámaras los documentos médicos que incluyen los estudios de contraste, conclusiones patológicas y el dibujo que le hizo el médico para convencerla de que no podía operarla por el compromiso vascular que tenía. Las dimensiones del tumor, según estudio, eran de 3x2.8x2 cm.

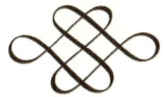

Testimonio 13

Me llamo Raquel Martínez y mi papá se llama Ernesto Martínez Cáceres, vivimos en la carretera de Sagua, Km. 1, en la casa #20 en Santa Clara, provincial de Villa Clara, Cuba.

Mi papá, Ernesto, presentó una parálisis facial con un ojo que no lo movió, fijo. La boca virada para un lado, inestabilidad para caminar. Lo ingresaron en el hospital docente de Santa Clara. Le hicieron un somatón y detectaron un tumor en el cerebelo. Lo llevan para La Habana y se comprueba mediante una resonancia magnética realizada en el Hospital Hermanos Amejeiras la presencia del tumor. Lo remitieron para Santa Clara, porque la familia se negó a la operación, por ser muy riesgosa.

Comenzó a tomar el producto de Frank y fue mejorando y comenzó a caminar por sí solo. A él había que darle la comida porque se le salía por los lados y cuando ya llevaba unos días tomando el producto de Frank lo llevaron a La Habana y caminaba por sí solo, hablaba mejor y la boca ya la tenía normal, el zumbido de los oídos ya se le había quitado.

La relación cronométrica yo la traigo por escrito y es la siguiente:

Los hechos se iniciaron en 1990 y la fecha en que le detectan exactamente el tumor fue el 16 de octubre de 1990 en el Hospital Docente de Santa Clara. Lo remiten para La Habana, donde comprueban la existencia del tumor en resonancia magnética como se explicó anteriormente.

El 3 de diciembre de 1990, cuando aún continuaba tomando el producto de Frank, le repiten el somatón y había desaparecido el tumor. El día 30 de junio de 1991 lo remiten de nuevo para La Habana y le hacen una última resonancia magnética y da que el tumor estaba disuelto en menos de 47 días.

Declaración de Ernesto Martínez:

Yo soy Ernesto Martínez Cáceres, yo tenía la boca virada para un lado y un ojo fijo que no lo podía cerrar ni mover y solamente tomando el producto de Frank me cure. A mí no me pusieron ningún suero, ni calor ni me operaron ni nada, esto fue en 1990 y no me he sentido nada, me siento bien, perfectamente.

Desde 1990 Frank me curó el tumor en la cabeza y solamente tomando su producto, pues a mí no me pusieron ningún medicamento, y no he tenido recaída nunca.

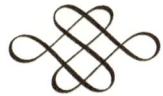

Testimonio 14

Me llamo Orfebre Llanes Milian, vivo en la finca Santa Elena, municipio de Rodas, provincial de Cienfuegos, Cuba.

Desde 1991 que Frank González me disolvió un tumor que tenía en la cabeza. Fuy operado en tres oportunidades del tumor maligno que tenía en la cabeza, pero siempre se reproducía. En esta última recaída fue cuando vine a ver a Frank y el tumor medía 10 cm. Me mandaron para la casa, como digo yo, para que echara los últimos días de mi vida. Apenas veía, con inestabilidad en la poca marcha que tenía, el brazo y la pierna casi sin movimiento.

Las operaciones me las realizaron en el "Calixto García" en La Habana, los doctores Roy, Gallardo y Oscar, el mexicano y su esposa que es cubana.

Quiero mostrar ante las cámaras las cicatrices de las operaciones en la cabeza y las señales de las derivaciones de cabeza a uretra y catéter.

(Las muestra.)

A mí me curó Frank pues comencé a tomar su producto cuando me mandaron para la casa. Yo actualmente trabajo en la agricultura, en trabajos fuertes, incluso enlazo y trabajo con bueyes.

(Se muestran a las cámaras los somatones de cuando tenía el tumor y después de tomar el producto de Frank, que da limpio).

Se muestra a las cámaras el último somatón realizado a Orfiabre Llanes del tumor en cabeza cuando fue a ver a Frank, pues lo habían desahuciado. Fecha: 30 de mayo de 1991, en el hospital "Hermanos Amejeiras habiendo desaparecido el tumor.

Obsérvese que el paciente comenzó a tomar solo el producto de Frank en mayo de 1991 y nunca a hecho recaída.

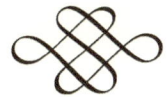

Testimonio 15

Me llamo Neida Ruíz y mi padre Sabino Ruíz, la dirección es calle Colón 263 entre San Miguel y Nazareno en Santa Clara, provincia de Villa Clara, Cuba.

A mi papá Sabino, le detectaron dos tumores en vejiga y la biopsia dio que eran malignos. El médico indico operarlo urgente, pero la familia no quiso por la edad, ya que tenía 86 años. Fui a ver a Frank y le puso tratamiento por un año y al cabo del año los estudios dieron negativos; se le desaparecieron los tumores. A él lo trataba la doctora Lucy, del Hospital Viejo "Celestino Hernández" de Santa Clara.

A mi papá no le pusieron quimioterapia, o sea, citostaticos ni radiaciones, ni lo operaron, sólo se disolvieron los tumores con el tratamiento de Frank. Cuando eso tenía 86 años y actualmente tiene 91.

Yo vine a ver a Frank de parte de una amiga mía. Para mí el producto de Frank es maravilloso.

En esta ocasión vengo por mi mamá, que tiene una válvula obstruida, porque tengo mucha fe en Frank y sé le va a resultar también.

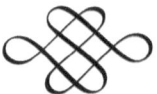

Testimonio 16

Me llamo Alberto Cárdenas y vivo en calle 3a del Norte # 79 entre 2a y 3a del Oeste en Placetas, provincia de Villa Clara, Cuba.

En julio del 2003 me detectaron un tumor maligno en la garganta y el 14 de agosto del mismo año 2003 empecé a tomar el producto de Frank. Me atendía la Dra. Lucy en el Hospital Viejo de Santa Clara, en la sala de Oncología.

El 15 de enero del 2004 me pasaron nuevamente por el somatón en el CIMEQ en La Habana y dio negativo: sin ponerme tratamiento, sólo con el producto de Frank.

Yo soy escultor y pintor y trabajo en el Fondo Cubano de Bienes Culturales de Matanzas.

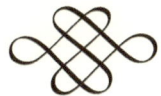

Testimonio 17

Me llamo Nancy Ruiz, vivo en Guillermo Prieto Manzana 19 en Carlos Juárez, Progeso, en Cuernavaca, país México.

Tenía un mioma (tumor) en la matriz y me iban a operar y extraer la matriz, pues según los médicos, el problema no tenía solución.

El tumor medía 33 mm y seguía creciendo. Me llevé el producto de Frank por medio de Juan Alarcón y después de tomarlo por 4 meses me sentí mejor y no sentía malestar y me fui al "Centro de Diagnóstica e Imagen" que está en Las Palmas 82, en Cuernavaca, Mexico y el resultado del estudio dio que ya no tenía nada. Gracias al producto de Frank.

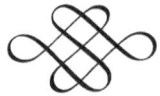

Testimonio 18

Me llamo Marta Viamonte, vivo en el Barrio Paraíso en Cienfuegos, Cuba; soy esposa de Jorge L. Vázquez, paciente que tenía hepatitis crónica activa agresiva y presentaba un nódulo en el bazo. Fui a donde estaba Frank, quien me dice que hiciera el plan por 15 días y quedaba curado. Yo quedé impresionada y a los 9 días de estar tomando el producto de Frank lo llevaron al hospital Calixto García en La Habana y el somatón da que había desaparecido el nódulo antes de los 15 días pronosticados. Aquí les voy a mostrar a las cámaras el somatón que lo demuestra y en cuanto a la hepatitis que tenía, no ha tenida más nunca problemas. Él siempre tenía la transaminasa alrededor de 100 y el médico decía que eso era muy malo y que no bajaba la transaminasa. Que además el nódulo era metastasis de la cirrosis hepática que Frank le curó desde 1997. Solamente tomó el producto de Frank.

(Se presenta el somatón realizado en el Hospital Calixto García) que dice:

"En este estudio realizado, no se visualiza la imagen antes reportada."

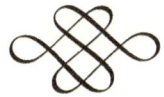

Testimonio 19

Mi nombre es Adela Meneses Mora, vecina de Independencia # 263 Oeste, Santa Clara, provincia de Villa Clara, Cuba.

El caso que les voy a hablar es de una amiga mía llamada Evelin Segura, residente en Edificio Minint Apto. 9, Caoba, municipio Boyamo, provincia Granma. Esta señora se estaba tratando en La Habana. Sobre el mes de noviembre comenzó con el producto de Frank, ya que tenía varios tumores malignos en hígado y en el interior y a los 42 días de estar tomando el producto de Frank fueron disueltos los tumores, según los estudios que se le hicieron.

Yo, en el momento que le estaba enviando el producto de Frank a la compañera, trabajaba en el MININT Provincial y ella es la esposa de un coronel en la provincia Granma.

Yo soy Ángela Mora mi tel. es 294069 SC Cuba y era la que, en unión de Adela, le hacía llegar el producto de Frank a Evelin y cuando comenzó a tomar el producto de Frank, la habían operado del hígado y el tumor se le reprodujo. Frank la curo y más nunca ha hecho recaída desde 1998.

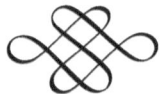

Testimonio 20

Soy Zoraida Castellanos, vivo en la Isla de la Juventud, Cuba.

Padecía de fuertes dolores de cabeza y me decían que era migraña. En el año 1987 me detectaron, mediante un somatón en hospital "Amejeiras" Cuba un tumor en la silla turca; en el año 1995 me pasaron nuevamente por el somatón y detectaron lo mismo, comencé a tomar la medicina de Frank y en 5 meses mejoré mucho. Ya no me daban los dolores de cabeza tan fuertes, la vista aclaró.

Cuando me repitieron el somatón, tomando el producto de Frank, ya no daba nada.

El Dr. Junco en la consulta de enero del 96 me preguntó qué había tomado. Yo le dije que un producto de Frank.

Yo quiero aclarar que a mí no me dieron radiaciones ningunas y que mi problema era solamente de operación, que hasta que no me operaran no se me quitaría el tumor. Yo lo única que tomé fue la medicina de Frank. No me pusieron sueros tampoco.

Me hicieron somatones y carpimetria y no se detectó nada. Voy a proceder a mostrar somatones con el tumor y somatón sin el tumor, cuando tomé el producto de Frank y después de 5 meses que da negativo.

(Muestra los somatones y la carpimetria).

Este caso dio origen a que 107 científicos, médicos, personal de la salud y el Consejo de Dirección de Salud en la Isla de la Juventud se reuniera con Frank para una disertación.

Esa reunión fue debidamente filmada en vídeo cámara y el autor tiene en su poder dichas filmaciones.

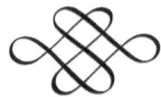

Testimonio 21

Soy la Dra. Olga Francis Salazar, médico especialista MGI, vivo en entronque de Vueltas y Carretera de Camajuani en el municipio Camajuani, provincial de Villa Clara, Cuba.

Me opere por primera vez en abril de 1995, de una pelotica en la espalda, por cirugía menor. Cuando vino el resultado de la biopsia (dio que era un tumor maligno: un dermato-fibro-sarcoma proliferativo (tumor en tejido blando).

Continuando el tiempo se reprodujo y en julio del 95 me volvieron a operar por cirugía ambulatoria.

Posteriormente se volvió a reproducir y me volvieron a operar el tumor en septiembre de 1995, pero esta vez en oncología del Hospital Nuevo, nombrado "Arnaldo Milian Castro" de Santa Clara, provincia de Villa Clara. Al terminar la operación no podía casi caminar y por el crecimiento nuevamente del tumor, aumentaron los ataques de asma.

Los médicos decidieron: que había que darme radiaciones y aplicarme citostaticos (quimioterapia). Yo les dije que si el fin era morirme, me iba a morir porque no me iba a poner citostaticos ni radiaciones. Y fui a ver a Frank. Cuando fui a ver a Frank, además del tumor tenia ataques de asma, un fibroma y muy baja de peso, y comencé a tomar el producto de Frank, a los 3 meses de estarlo tomando, eliminé el fibroma, aumente unas libras de peso y me sentía mejor. Continúe tomando el producto de Frank por 6 meses más y cuando fui a ver a la doctora que me atendía por oncología, me dijo que estaba bien.

Aumente 30 libras y nunca más fui por el hospital.

(La doctora muestra ante la cámara las enormes cicatrices de las tres operaciones).

Primera operación: Abril 1995

Segunda operación: Julio 1995

Tercera operación: Septiembre 1995

Me cure solo con el producto de Frank y nunca a hecho recaida.

La doctora muestra su carne de medico:

Medico
Registro Nacional de Profesionales
Dra. Olga María Francis Salazar
No. 384410
Expedido el 2 de agosto de 1988

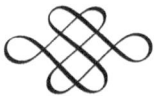

Testimonio 22

Septiembre 2004, entrevista realizada personalmente por Frank.

Yo soy Jorge Barrera, vivo en Falero 639, letra B, Colonia Mirabal, Cuernavaca, México.

Fui en el mes de abril de 2004 con el Dr. Sergio Rodríguez Cueva, oncológico del Hospital "Siglo XXI" el cual me hizo una laringoscopia que dio positiva y me dio una carta para el Dr. Acevedo del Centro Médico de México a fin de que me atendiera urgente el cual, cuando vio el resultado expresó, "Esto está malo". También me atendió el Dr. Francisco Gallegos, Director de Oncología y el Sub Director Héctor. En esta fecha comencé a tomar el producto de Frank.

Se planteó que había que operar de inmediato y una posible traqueotomía con biopsia. Empece tomando el producto de Frank y se me planteó esperar el resultado de otra laringoscopia para conocer el resultado que se realizaría el 28 de junio. Yo estaba tomando el producto de Frank desde el 8 de abril del mismo año 2004. Fui remitido al patólogo para conocer el resultado y llego a dónde está el Dr. y me dice:

"Aquí hay algo raro, porque la biopsia da negativa".

Desde el 2 de junio querían comenzar con las radiaciones, pero no fue necesario operarme ni radiarme, ni hacerme la traqueotomía. Gracias a Dios, a Carmen, al Capi y obviamente al producto de Frank que me curo.

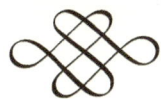

Testimonio 23

(Última entrevista a Idalmis Torres)

Me llamo Idalmis Torres, vivo en el CAÍ Riquelme en el pueblo de Quemado de Güines, provincia de Villa Clara, Cuba. Permanecí por 3 años poniéndome citostaticos y radiaciones en el Hospital Oncológico de La Habana, de un linfoma no Hodgkin. En total me pusieron 8 ciclos de citostaticos contra el cáncer y tengo 60 terapias. Y no resolví.

Cuando me desahuciaron vine a ver a Frank. En esa época yo tenía toma de mediastino y ramificación maligna en el cerebro.

Frank me dijo que en unos 45 días ya estaba curada, es difícil de creer, pero a los 45 días me llevaron al Hospital Provincial de Santa Clara, conocido actualmente como el Hospital Viejo y los resultados dieron Que los tumores habían desaparecido. Posteriormente se comprobó con un somatón. Desde 1988 mismo tiempo que hace que no entro a ningún hospital.

También los médicos, antes de irme del hospital, me dijeron que me cuidara, que no podía salir en estado. Considere usted lo duro que es para una mujer saber que jamás podrá tener hijos. Sin embargo, gracias a Frank he tenido dos hijos.

Los tuve porque sabía que, gracias a Frank, estaba curada, y me decidí a tenerlos. Cuando eso, yo tenía 17 años, más 3 con sueros y radiaciones. A los 20 años comencé a tomar el producto de Frank.

Declaración del padre

Me llamo Argilio Torres, vivo en el Central Riquelme. Mi hija me dijo que si le ponían un suero mas se iba a morir. Del último somatón antes de tomar el producto de Frank, el Dr. Carlos Días, oncológico, me dijo: "Esto está muy agresivo". Los médicos después de ella negarse a seguir poniéndose suero, me comunicaron que les quedarían 6 meses de vida. La otra doctora que la trataba a ella se llamaba Encarnación. El tumor se llamaba Linfoma no Hodgkin maligno. Después del tratamiento de Frank, comprobaron en La Habana, en somatón, que no tenía nada.

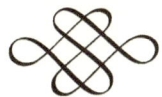

Testimonio 24

Me llamo Alejandro Herrera Hernández, Ciego de Ávila, Cuba. Información en Ciego de Ávila, por el teléfono 207742.

Tenía linfoma no Hodgkin en estadio 4. Inicialmente me trate en el Hosptial de Ciego de Ávila y después en La Habana, en el hospital Julio Trigo. Allí me atendió la doctora Gil. Me hicieron biopsia y comprobaron el linfoma. Estuve 5 meses con fiebre de 40 y 41 grados. Me daban muchas sudoraciones, capaces de traspasar el colchón. La enfermedad empezó en septiembre de 1998. Comencé a tomar el producto de Frank y al cabo de 8 meses me pasaron por el somatón y habían desaparecido las adenopatías. No tenía inflamación en ningún tejido y desaparecieron las fiebres. Ya me incorpore al trabajo, gracias al producto de Frank.

Yo consulté con la Dra. Doris Gil, oncología del Hospital "Julio Trigo" para tomar el producto de Frank (La doctora pasó a trabajar al Hospital "Salvador Allende", donde se puede localizar) y ella me dijo que confiaba mucho en el producto de Frank porque tenía otros pacientes que les había dado resultado y ella entendía que yo tenía que tomar el producto de Frank.

Quiero aclarar que yo pasé de la etapa III a la IV prácticamente en horas, producto de lo agresivo que era la enfermedad que yo tenía. En septiembre del propio 1998 había desaparecido.

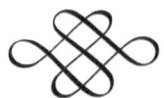

Testimonio 25

Me llamo Alaina Triana Pulido y vivo en Sakenaf y Acueducto, en Santa Clara, provincia de Villa Clara, Cuba.

En 1989 me diagnosticaron un linfoma No Hodgkin y me desahuciaron. No hice tratamiento ninguno y comencé a tomar el producto de Frank solamente. No he tenido recaída nunca.

También me decían que no podía tener hijos; que no podía salir embarazada, y salí embarazada ya tengo 2 hijos.

También diré que me curé sólo con el producto de Frank puesto que me negué a ponerme citostaticos y radiaciones.

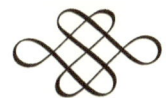

Testimonio 26

(Entrevista realizada el 21 de diciembre de 2004).

Mi nombre es Ana Rosa Ariosa Benítez, soy enfermera del municipio de Rodas, provincia de Cienfuegos, Cuba.

En el año 1991 enferme con una tumoración No Hodgkin en la amígdala derecha, me trataba en el Hospital Oncológico con la Dra. Isabel Martínez. De inmediato me enteré que el Biólogo Frank González curaba esta enfermedad y me dirigí a él, en ese propio año.

Después de tomar el producto de Frank, la doctora se quedó asombrada, porque en el lugar donde existía la tumoración, ya no existían ni las marcas. Eso fue en 1991 y no he ido más nunca al médico, gracias al medicamento de Frank me he curado de un linfoma No Hodgkin.

También conozco de muchos casos en mi zona que Frank ha curado, entre ellos un caso de un tumor en la cabeza que los médicos lo mandaron para la casa, casi muerto, porque no había nada para él y comenzó con el tratamiento de Frank y hace muchos años que está curado. Después de su tratamiento se casó y ya tiene hijos y nunca más ha ido a un hospital. Hace más de 10 años.

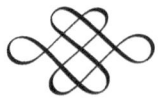

Testimonio 27

Me llamo Xiomara Hernández y vivo en la calle Leoncio Vidal No. 225, entre Bonifacio Ramírez y Campo, Camajuani, municipio de Santa Clara, Provincia de Villa Clara, Cuba.

Mi niño fue ingresado en el Hospital Infantil de Santa Clara en el mes de febrero de 1990. Le hicieron una láparo y detectaron abundante material purulento en la cavidad abdominal. Después le hicieron una operación exploratoria y resultó un tumor maligno de alto grado de malignidad. Los médicos me explicaron que el tumor que tenía era demasiado grande y en un lugar muy difícil. Que allí no se le podía tocar y que el niño se encontraba muy débil y además no resistiría la operación. Supe de Frank y hable con él muy desesperada, porque de la forma que me hablaron era muy desgarrante y Frank me dijo que curaría al niño.

Pocos días después comencé a darle el producto de Frank. En esos momentos el niño no caminaba, no hablaba, estaba vegetando en cama.

Tres días después de estar tomando el producto de Frank, me pidió que quería ver la televisión. Todo el mundo se espanto en hospital. Vino el médico y me dijo que no sé qué hormona había reaccionado.

Le hicieron una intervención quirúrgica y los médicos se dieron cuenta que el tumor había desaparecido. Cuando eso tenía 12 años en 1990 y tiene una salud como si nunca hubiera tenido nada. Lo que salvó a mi hijo fue el producto de Frank y nunca tendré como pagarlo. La salud de mi hijo ha sido buena y nunca más ha tenido problemas de ningún tipo.

Del 6 de abril al 22 de Mayo 1990, Frank le disolvió los tumores a mi hijo. Desaparecieron completamente en 45 días.

Se presenta ante la cámara el estudio histológico recaído en hoja clínica 270069 de Anatomía Patológica del Hospital "Hermanos Amejeiras" de La Habana, firmado por el profesor Israel Borrajero de fecha 1-3-90 y el patólogo remitente es el Dr. R. Torres.

Declaración del hijo

Yo soy Dinger Castillo Hernández, hijo de Xiomara, la que acaban de entrevistar anteriormente. Tomé la medicina de Frank y fue lo mejor que pude hacer en toda mi vida. Le agradezco todo lo que hizo por mí. El ha curado a muchas personas y yo soy un ejemplo vivo. Les mostrare las cicatrices de las operaciones que me hicieron (exploratorias). En aquel tiempo yo no tenía edad, ahora puedo reconocer su trabajo. Muchas gracias.

Aclaración:

Los hechos ocurrieron en el 1990 y nunca a hecho recaida.

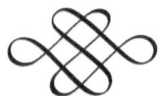

Testimonio 28

Yo soy Lorena Rivera Flores, vivo en el pueblo de Úrsula Galván, municipio Veracruz, en México.

Desde 2001 me detectaron una leucemia mieloide crónica. Al mes empecé a tomar el producto de Frank sin más ningún tratamiento y al año de estar tomando el producto de Frank, me arriesgue y salí embarazada en contra de las prescripciones medicas. Tube a mi Christopher.

Me indicaron un trasplante de medula y se hicieron los estudios de compatibilidad con mi familia, pero me negué al trasplante. También me negué a la aplicación de quimioterapia y radiaciones.

Me cure solamente con el tratamiento de Frank desde 2001, y no he hecho recaída ni hubo necesidad de hacerme el trasplante.

A continuación se muestra al aspirado de medula con más de 80,000 leucocitos y que señala la paciente necesita tratamiento urgente:

Reporte de Aspirado de Medula
11 de julio 2001
Paciente: Lorena Rivera Flores

Blastos 0.3%	Neutrofilos adultos 42%
Promielocitos 0.1%	Normoblastos 10%
Neutrofilos jóvenes 42%	Eosinofilo .20%

Se procede a mostrar otro informe hematológico realizado a la paciente cuando tenía 7 meses de embarazo y que refiere:

No obstante no haber recibido tratamiento médico, la Biometría Hemática muestra leucocitos normales y la paciente estable.

Declaración del esposo

Los medicamentos que le indicaron en el Seguro Social no se le aplicaron. Solamente el medicamento de Frank y sin quimioterapia.

Entre otros, la trataba el Dr. Alberto Martínez, hematólogo. Finalmente quiero decir que los médicos quieren saber donde se metieron las células malignas, porque no aparecen.

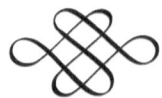

Testimonio 29

Me llamo Julia Quintero, vivo en la finca "Las Moscas" en Cumanayagua, provincia de Cienfuegos, Cuba.

Era portadora de una leucemia linfoide crónica. Debute en el año 1992, me hicieron la biopsia y el medulograma y dio una leucemia linfocitica crónica con 80,000 leucocitos. Al mes de estar hospitalizada conocí la dirección de Frank por gente que él había curado. Me aseguro que mi leucemia seria curada y comencé el tratamiento de él.

La evolución fue positiva y comencé a aumentar de peso. Con el mismo diagnóstico que yo, había ingresada una muchacha de 19 años. Les recomendé a los padres que fueran a ver a Frank y no lo hicieron y estando yo de pase, al regresar, había fallecido y ella tenía el mismo tratamiento que yo y el mismo tipo de leucemia.

Yo me cure y estoy haciendo la historia, pero ella no tomo el producto de Frank.

Obsérvese que el debut de la paciente y el inicio de tomar el producto de Frank fue en 1992 y nunca a hecho recaida.

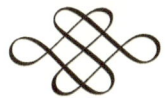

Testimonio 30

Mi nombre es Gladis Sánchez y el de mi hija Misdel Galván. Vivimos en la calle Loases en San Juan de los Yerras, provincial de Cienfuegos, Cuba.

Mi hija a los 9 meses de tratamiento de leucemia hizo una recaída precoz que se considera grave. Los médicos me dijeron que no tenía salvación. La recaída muy agresiva, con 100,000 leucocitos, de la raza de color, estaba entubada y no podía tragar. Para empeorar la situación, la recaída fue acompañada de una seudomona y meningo bacteriana en sus cavidades superiores, además, tenía una sombra en la cabeza. Le pronosticaron horas de vida.

Estando con mi hija en terapia intensiva me dijeron del medicamento de Frank y mi esposo Ramón Galván, que es el padre de la niña, fue a ver a Frank. Le comenzamos a echar el producto por la boca, ella no tragaba y se lo untamos más o menos. Después que comenzó a tomar el producto de Frank fue mejorando por momentos y se curó y nunca ha hecho recaída.

Declaración de la menor

Yo me llamo Misdel Galván Sánchez y actualmente soy fotógrafa y me siento bien.

Nueva entrevista al padre de la niña

Esta entrevista realizada al padre de la menor.

Yo soy el padre de Misdel Galván, desde 1992 Frank curo a mi hija de una recaída de leucemia y fue salvada con el producto de Frank que fue lo que tomó y los médicos decían que no tenia salvación, por la cantidad de leucocitos y otros complicaciones que tenía. Se curó con el Producto de Frank y ya tiene hijos, sin embargo, no se contaba con ella.

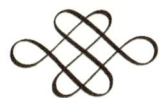

Testimonio 31

Yo me llamo Josefa Merino Jiménez y soy la mama del niño Carlos Alberto Mendoza Merino, vivo en Reinaldo Bermúdez no. 31, entre H Concepción y Eligió Fonseca, Las Tunas, Cuba.

Este niño en sus 7 años hizo una leucemia LLA y fue atendido en el hospital "William Soler" de La Habana, por el Dr. Sergio Machín, hematólogo y otros médicos más.

A los 11 meses de estar con tratamiento hizo una disfunción cerebral severa, quedando ciego, sordo, mundo e invalido (sin caminar) y faltando 8 días para cumplir 8 años sólo pesaba 21 libras.

El 17 de diciembre de 1999 lo mandaron a morir para la casa, porque el niño no tenía vida. El director del Hospital del William Soler, que es el Dr. Sergio Machín, fue el que me dijo que no tenía vida y que mandó a buscar la ambulancia para llevarlo a casa a morir.

Me hablaron de Frank en el hospital y pedí la dirección y el teléfono y el día 6 de enero le empezamos a dar el medicamento de Frank y empezó a recuperarse. Recupero la vista y volvió a oír, habla, camina y juega pelota.

La hemoglobina la tiene siempre de 14 a 15, de ahí no baja.

El 17 de diciembre de 1999 lo mandaron a morir a casa, el 6 de enero del 2000 le empezaron a dar el medicamento de Frank y nunca mas a tenido problemas hematológicos.

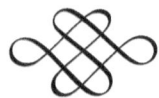

Testimonio 32

Mi nombre es Osvaldo Batista Rodríguez, vivo en la calle Luna en Cienfuegos, Cuba, y el de mi hijo Landy Rodríguez Torres.

Mi hijo tenía la hemoglobina en 5 y lo llevé al Hospital Pediátrico de Cienfuegos. Allí estuvo durante tres meses y me lo transfundían todos los días. La Dra. Sonia, hematóloga, me dijo que era una leucemia y no le dio ninguna posibilidad de vida.

Yo le pedí el alta médica por voluntad propia, ya que era una leucemia fulminante y comencé a darle el tratamiento de Frank y desde que comenzó a tomarlo no hubo que transfundirle más; comenzó a elevar la hemoglobina a 9.11 y hasta 14.

Mi niño más nunca ha hecho recaída después que comenzó con el tratamiento de Frank desde 1998

Declaración del niño Landy Rodríguez

Eso fue cuando ya tenía 9 años y actualmente soy contador.

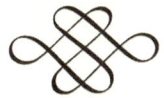

Testimonio 33

Entrevista a Enrique Paz, cubano, repentista de la Televisión Nacional

Frank González fue una de las personas más vitales e inteligentes que he conocido. Le debo la vida de mi primera niña.

Comencemos. Mi niña nació en 1989, con un CIV y un PCA. Fue ingresada por padecer de ambas afecciones. Con el tiempo se le cerró el PCA y le produjo estenosis pulmonar a los 5 años. Es conocido que la estenosis requiere de intervención quirúrgica. Me dijeron que había que operarla cuando estuviera más fuerte.

Fui a ver a Frank para que me diera una fórmula para abrir el apetito de mi hija y que se fortaleciera, pues había que operarla del corazón. Increíblemente, Frank me dijo una cosa que me conmovió de tal manera que no se puede describir; que tenía una fórmula para el apetito pero que también tenía una fórmula que podía librar a mi hija de la operación.

Sinceramente, se lo dije varias veces a Frank, no se lo creí. Un médico de tanta trayectoria como el Dr. Reyes Vega me había dicho que, mundialmente, para eso sólo había la intervención quirúrgica a corazón abierto. Frank me dijo que con su producto podía erradicar la estenosis sin necesidad de operarla. Imagínese ustedes cómo se sentiría un padre al que le digan eso. Me fui de de la casa de Frank y me llevé el producto. Iba muy confuso y con tremenda incertidumbre también, a pesar de la claridad con que me hablo Frank y por la seguridad con que me planteó el problema vi que era una autoridad, que conocía perfectamente el organismo humano y eso me daba un rayo de esperanza; iba confundido por lo que me habían dicho los científicos.

Frank me entregó una carta para los médicos y me dijo que el apetito iba a funcionar a partir de las 24 horas, que le aplicara el producto durante 45 días y fuera entonces al cardiocentro a realizarle un eco cardiograma, que él estaba casi seguro que la estenosis debía haber desaparecido y si no, daría una gran mejoría.

Se lo planteo al médico de la familia y le entrego la carta de Frank y él me dijo que si yo creía en un loco, que un hombre de mi nivel no hacía eso, que nada de lo que Frank planteaba estaba demostrado científicamente, que le diera el producto a mi hija si quería, pero que no creyera en nada de eso, que no confiara.

Yo, como padre al fin, me agarre a la última tabla de salvación, al último gajo, y se lo seguí aplicando. Llegaron los 45 días que Frank pronostico, y que yo los fui contando, halando, empujando con el alma…

Llevamos la niña al Cardiocentro, vimos al médico Dr. Reyes Vega, quien, tan atento como siempre ha sido, le mando a hacer la eco cardiograma. Le hiciera el eco, nosotros esperamos con el alma en vilo, y cuál no sería la sorpresa, la enorme sorpresa, la tremenda sorpresa, cuando el médico dijo que la estenosis no existía. El técnico dijo: "Parece que el Dr. Reyes Vega se equivoco, porque me mandó una estenosis y aquí no hay ninguna estenosis."

Todavía yo quería creer en Frank pero no concebía que hubiera un genio que, en contra de los conceptos científicos actuales, dijera una cosa con tanta seguridad, y que se cumpliera. Salí de allí casi llorando.

Fui a la consulta del Dr. Reyes Vega, quien estaba con sus alumnas y me dijo que no podía ser y mando a buscar la historia clínica y la revisó hoja por hoja, desde los 10 días de nacida la niña y decía que no era posible, que tantos electrocardiogramas y eco cardiogramas no se podían haber equivocado. La estenosis había existido y la produjo la cicatriz del PCA, y que eso era real, Había existido! La sorpresa fue general y yo estaba tan confundido por lo que me había dicho el otro médico sobre que Frank estaba loco, que no fui capaz de decirle nada a Reyes Vega, ni de entregarle la carta en que Frank planteaba que a los 45 días la estenosis no estaría allí, por temor a que el médico Negara aquello. En fin, no le di la carta de Frank. Todos nos pusimos muy contentos, ellos incluso, los médicos, pues ya no había que operar a la niña.

Viramos todos para casa. Imagínese como me sentiría yo...

En 45 días la estenosis desapareció y el CIV se redujo a vías de extinción y por eso más nunca le pusieron tratamiento médico, no siendo necesario operarla por ambas enfermedades y se le regeneraron los tejidos del corazón cuya ausencia caracteriza al CIV. Ella padecía de muchas sudoraciones aunque hubiera frio y había que tenerla con ventilador las 24 horas del día. Ya es una mujer.

Los médicos se alarmaban porque el soplo en el corazón era muy grande. A los 6 años le hicieron una ecometría y nunca más tuvo problemas. Incluso, a esa edad troto 1,500 metros sobre estera en 13 minutos, con capacidad funcional del 120%. Ya estaba tomando el producto de Frank. Toda la vida estaré agradecido a Frank, le debo la vida de mi hija. Como yo, estarán agradecidos miles de personas en todo el mundo. Curó a mi hija de la estenosis pulmonar y de la CIV.

Yo quiero decir que soy Enrique Paz, vivo en la calle 68 no. 9110 entre 91 y 97, en Guiñes, soy repentista y trabajo en la Empresa Antonio Mario Romeo como profesional y el que vea la televisión nacional, seguro que me ha visto. Quien desee comunicares conmigo puede llamarme al teléfono 53-07-25988, en La Habana.

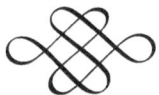

Testimonio 34

Mi nombre es Ángela Consuelo Mora Fernández, vivo en Independencia 267 Oeste, interior, entre San Pedro y Virtudes, en Santa Clara, provincia de Villa Clara, Cuba. Soy abuela y madre de crianza de la niña María Victoria Moya Gutiérrez.

La niña nació con una CIV de 17 mm, una CIA y un retumbo en la válvula mitral, con esto quiero decir que tenía también comprometida dicha válvula. Tenía problemas respiratorios y de los pulmones, padecía de pulmonias constantemente, por lo que la mantenían ingresada en Terapia Intensiva.

Comenzó a tomar el producto de Frank y fue mejorando. Al mes, los electrocardiogramas se habían virado totalmente. Los médicos quedaron sorprendidos, ya que no entendían el por qué la niña había cambiado; la CÍA había desaparecido.

En el año 2003 se sometió a la niña a otro eco y se le había reducido la CIV a más de la mitad, por lo que en el Hospital "William Soler" de La Habana, decidieron la no operación de la misma, porque ya no se hacía necesario.

El 23 de noviembre del 2004 se le realizó otro eco cardiograma, donde se vio totalmente desaparecida la CIV y el retumbo en la válvula mitral, por lo que se determinó definitivamente, que no había que operar a la niña.

La operación a que debía someterse, era a corazón abierto, con riesgo para su vida.

A ella la atendía la Dra. Magdalina del Hospital Infantil de Santa Clara. La operación que le iban a hacer era para tratar de cerrarle la CIV, pero los tejidos del corazón se los regenero el producto de Frank. Yo vine a ver a Frank, como madre y abuela de la niña y gracias a él tuve éxito rotundo.

Los médicos le habían dicho a la madre que únicamente un milagro podría salvar a la niña y los médicos del consultorio pronosticaron un año de vida. Gracias a Dios y a Frank, la niña está curada y tiene una salud que no le da ni catarro, y muy buena memoria; nada submarino, monta sillas voladoras y carros locos… ¡Que Dios dé a Frank, muchísima salud!

A ella la trataban el Dr. Fernando, el Dr. Alejandro, jefe de Cardiología Infantil y la Dra. Magdalina, cardiólogo, todos del Hospital Infantil "José Luís Miranda" de Santa Clara.

Me falto añadir que el Dr. Alejandro, una vez terminado el eco, le dijo a la niña: "María Victoria, te me escapaste de la cuchilla!"

En conclusión, gracias a Frank, se curó la CIA, la CIV (de 17 mm) y el retumbo en la válvula mitral, y no fue necesario operarla, pues Frank le regeneró los tejidos del corazón.

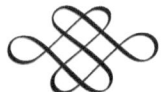

Testimonio 35

Mi nombre es Martha Hernández, vivo en el Edificio 3, apto. 21, Carretera La Coca, Campo Florido, La Habana, Cuba.

Voy a hablar de mi hija Grether Lausorique Hernández.

Cuando la niña tenía 2 años, en julio del 2000, vino por primera vez a ver a Frank, padeciendo las siguientes enfermedades: estenosis pulmonar, una comunicación interventricular, un aneurisma, tenía la hemoglobina en 8, no caminaba, acidosis tubular renal, diabetes insípida renal, dilatación en los dos riñones; estaba constantemente sofocada, con muchas sudoraciones aunque hubiera frío y estaba desnutrida. Tenía dos años y medio y pesaba 18 libras. Había que estarla inyectando y llevándola a los policlínicos con suma frecuencia.

Había que hacerle un trasplante. Los médicos me dijeron que había que congelarla para hacerle una operación y un trasplante. Estuvo ingresada primero 10 días y después 40 y no aumentaba ni una onza.

Fuimos a ver a Frank.

Los médicos me dijeron que había que ingresarla en septiembre para operarla a corazón abierto, pero el producto de Frank se le empezó a dar el 5 del julio del mismo año, dos meses antes de la pronosticada operación. La trataban en el hospital "William Soler" de La Habana. El médico comenzó a ver que mejoraba tanto, que me dijo: "Vamos a hacerle un eco cardiograma y un electrocardiograma en diciembre", y cuando le hicieron el eco, todos nos quedamos muy asombrados, porque ya no tenía nada. Los médicos me habían dicho que eso no lo podía curar nadie, porque el problema de mi niña no llevaba tratamiento, que era sólo de operación.

Primeramente le hicieron el eco y cuando le fueron a hacer el electrocardiograma, los médicos que vieron el eco dijeron: "Pero, ¡cómo que se curó!…" Entonces muchos médicos del hospital querían la dirección de Frank.

Aparte de eso nosotros traemos una carta para Frank del jefe de la actividad de Cardiogenetica del "William Soler", para consultar con Frank unas líneas investigativas que él lleva a cabo y para pedirle una entrevista, la cual ya él tiene en su poder.

Frank, en 4 meses me curó la niña de todas las enfermedades que tenía, caminó, desapareció la CIV y todas las enfermedades del riñón, la diabetes así como el aneurisma, normalizó la hemoglobina y desaparecido la estenosis pulmonar, suspendiéndosele el proyectado trasplante.

Ahora les voy a mostrar el eco que dice que no hay que operar a la niña (consta en la filmación).

Antes de hacer el eco, yo le dije al médico que estaba tratando a mi hija con Frank y me respondió que él "no creía esas cosas, que lo que necesitaba mi hija era una operación". También el doctor me dijo: "Como una persona como tú, que has estudiado, vas a creer en eso?"

Después, cuando la niña se curó, yo le dije, "Doctor, ustedes me dijeron que si no eran ustedes, la niña no se iba a curar" y él me contestó: "Es verdad, Frank te la curo".

Antes de hacerle el eco y el electrocardiograma, el médico del consultorio, nombrado Alejandro, a quien Frank acaba de entrevistar, me dijo que en el examen físico que le hizo a la niña le parecía mentira que no se le sentía nada y posteriormente se le hicieron los estudios que arrojaron que ya no tenía nada.

Los doctores que me la atendían en el "William Soler" eran el Dr. Eulasia, cardiólogo y por el riñón el Dr. Olivio, del mismo hospital.

En cuatro meses, con el tratamiento de Frank, se curó y aumentó 9 libras.

En el segundo eco que le muestro a las cámaras, se le visualiza que ya no hay que operar a la niña. Este está firmado por el Dr. Ramiro.

Todo fue en tan poco tiempo que salí con una alegría que a todo el mundo se lo dije y cuando me lo dijo el médico, yo no lo creía. Muchas personas me dijeron que verían a Frank.

Esto que le muestro a las cámaras, es el número de la historia clínica de mi hija del hospital "William Soler", para cualquier comprobación: 68336.

A muchas personas yo se los digo y no lo creen, tengo que enseñarles las pruebas para que crean.

Esto fue en el 2000. Nunca más se ha enfermado y tiene una magnifica salud. No ha entrado nunca más al hospital, solamente a hacerse los chequeos rutinarios.

Ahora les muestro (a las cámaras) otro documento, que es la gammagrafía que se le hizo en el Instituto de Medicina Nuclear, donde se establece que la niña está completamente curada de los riñones.

Esto fue todo un éxito, nunca había visto una cosa como esta, fue algo muy grande y muchas personas no lo creen. Tengo que enseñarles las pruebas para que lo crean. Hasta los mismos médicos se quedan asombrados, porque dicen que de qué forma se ha quitado eso.

El último documento que muestro dice de todo lo que se curó del riñón, gracias a Frank, a quien yo, personalmente, tengo mucho que agradecer.

Ahora les voy a presentar la niña.

Declaración de la niña

Hola, Frank, gracias por curarme. Yo me llamo Grether Lausorique Hernández.

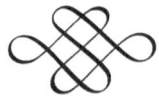

Testimonio 36

Me llamo Reina Gutiérrez, soy músico instrumentista de la Banda Provincial de La Habana, vivo en la calle Campanario en Centro Habana, Cuba.

Mi niño comenzó a padecer de infecciones respiratorias constantes y fue sometido a tratamientos con antibióticos durante meses. Se le hicieron varios estudios, resultando que el niño no metabolizaba una enzima. Continuaron los exámenes y resultó ser que tenía el Síndrome de Hunter. Se le estaban deformando los articulaciones, las manos y los pies se le engarrotaron y los huesos de la frente se le estaban deformando también. Ya no podía subir una altura de 20 centímetros.

Después de tomar el producto de Frank, el niño es otro. Está siempre corriendo. Las deformaciones de las manos y los pies desaparecieron y las deformaciones de los huesos de la frente fue lo que más rápido desapareció, pues fue en un mes y medio aproxímadamente.

Cuando estaba ingresado en el hospital "William Soler", se le detectó el soplo en el corazón, pero todavía no se tenía el diagnostico del Síndrome de Hunter. Posteriormente supimos que esta enfermedad atacaba órganos, y el soplo era su consecuencia. Al comenzar a tomar el producto de Frank, al cabo de un mes aproximadamente, desapareció el soplo en el corazón, lo que se conoció en un eco cardiograma realizado por el técnico William. Los médicos habían dicho que el soplo era de la misma enfermedad.

Al niño se le ponían las manos moradas y había que darle aerosol por la falta del aire, se los aplicaban en el Hospital Pediátrico de Centro Habana.

Sin embargo, después de tomar el producto de Frank, más nunca se ha sofocado.

Los médicos fueron bastante claros, nos dijeron que el niño se iba a ir deteriorando porque la enfermedad afectaba el metabolismo enzimático y nos dijeron: "Ve para la casa y cada seis meses vienes para acá para chequear qué otros órganos se le están afectando. No hay ninguna esperanza para el niño, pues no hay ningún tratamiento en el mundo".

Se buscó en Internet, y mi esposo, que es músico y va regularmente al Extranjero, trajo mucha información, concluyendo que no hay nada para eso.

Estoy súper satisfecha con el tratamiento de Frank. El niño es otro niño.

Declaración de José Antonio de la Masa.

Soy el que le entregaba el producto de Frank a la mamá del niño Miguel, que acaban de entrevistar. Mi teléfono es el 96 28 30 en La Habana.

Cuando el niño llegó a mi casa, estaba totalmente deformado, con fiebre de 42 y no salía de los hospitales. El papá es representante de Omara Portuondo, artista de la Televisión Nacional, y trabaja en Tropicana. En los Estados Unidos le dijeron que la enfermedad no tenía solución en el ámbito mundial.

Cuando trajeron el niño a mi casa, parecía un vegetal, metido en una cuna. Los pies estaban tan deformados que no se le podían poner los zapatos.

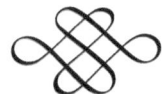

Testimonio 37

Mi nombre es María de los Ángeles Álvarez Herrera y el de mi niño, que tiene trece años, es Bárbaro Adrián Cedeño Álvarez; vivo en el Callejón del Salado #360, entre Oria y Circunvalación, en Santa Clara, Villa Clara, Cuba.

Mi niño presentó un prolaxo en la válvula mitral y una estenosis en la arteria orta. Los médicos le mandaron rigurosas limitaciones de vida.

Comenzó a tomar el producto de Frank a los 3 meses y medio de estarlo tomando, le hicieron un eco y determinaron que el prolaxo en la válvula mitral y la estenosis en la arteria aorta habían desaparecido.

Los médicos me preguntaron que le había dado y les dije que un medicamento que Frank le había mandado. So le dije a los doctores Iturrarte, que es el Sub Director del Cardiocentro y al Dr. Onelio, del Hospital Infantil de Santa Clara.

Eso fue en 1996 y el niño no ha tenido más problemas.

Cuando el niño se enfermó, le hicieron muchos estudios generales que abarcaban electrocardiogramas, electroencefalogramas y eco Dopper. Eran alrededor de diez estudios aproximadamente.

El único medicamento que se le dio a mi hijo, fue el producto de Frank.

Los médicos se quedaron con muchas dudas y me dijeron: "De todas formas, al año, vamos a repetirle el eco, para estar seguros de que desapareció." Los médicos se quedaron asombrados.

Al año se le repitió y no le salió nada. Nunca más le ha salido nada.

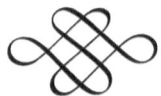

Testimonio 38

Me llamo Julia Caridad Guzmán y vivo en la Calle 12 #7, en el Central Washington, municipio de Santo Domingo, en la provincia de Villa Clara, Cuba.

Mi niño tenía una CIV muy grande, de 12 mm y una CIA de 6 mm, hipertensión pulmonaria, desnutrición, una insuficiencia en la válvula tricúspide e hipertensión dinámica en los dos pulmones. Le daban inflamaciones en los pulmones y desde que nació estuvo ingresado con falta de aire hasta que lo traje a casa de Frank.

Los médicos le iban a hacer una operación a Corazón abierto y me dijeron que no sabían si el niño resistiría la operación, porque estaba muy desnutrido y no sabían definir la profundidad que tenía en el defecto del Corazón, porque era en zigzag, que había que esperar a ver si se reponía y entonces operarlo.

Nosotros llevamos al niño al "William Soler" a La Habana, pero no pudieron operarlo porque había una bacteria en el salón.

Yo estaba muy mal, porque no sabía si el niño iba a resistir la operación, si iba a vivir o no. Fue cuando fuimos a ver a Frank y le comenzamos a dar el producto y el niño se comenzó a recuperar de la desnutrición. Entonces se va ver nuevamente al médico que le mandó otro ECO para remitirle a operar, pero cuando se hizo el ECO se observó que había desaparecido la CÍA y la CIV se había reducido y había desaparecido la hipertensión pulmonar. El médico, al ver el eco, me dijo que ya que el niño estaba librando de la CIV, que la CIV lo trató muy mal, y que la CÍA de 6 mm había desaparecido, que se estaba librando de la operación. Cuando hicieron el eco, el Dr. Alejandro, del cardiocentro del hospital "José Luis Miranda" de Santa Clara, me dijo que la CIV lo tuvo al punto de picarlo.

Verdaderamente, el niño vivía en el área 4 del hospital infantil y desde que comenzó con el producto de Frank no ha ingresado más. Estuvo aproximadamente un año ingresado.

Mi casa estaba muy tensionada, al extremo que mi esposo me dijo que si al niño le pasaba algo, el se mataba. Ya el niño se recupero y lo único que le queda es la CIV en vías de extinción.

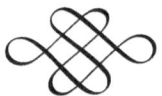

Testimonio 39

Me llamo Humberto Solís. Vivo en la calle E, Edificio 22, Apto 10, en Cabaiguan, en la provincia de Sancti Spiritus, Cuba.

Vine y comencé el tratamiento de Frank, en 1999. Estuve en el Hospital Provincial ingresado por 21 días y con anterioridad había estado ingresado tres veces en Cabaiguan, en la sala de Terapia del Hospital. Tenía arritmia, presión por encima de 200, trascístole y realmente allí no se me curo.

Mi enfermedad de base eran las válvulas obstruidas. El Dr. Raidel, del Hospital Provincial de Sancti Spiritus me dijo que había que operarme. Después de tomar el producto de Frank no fue necesario.

Yo le agradezco mucho a los cardiólogos, pero realmente hay que decir la verdad: **fue Frank el que me curó**. Después de tomar su producto, más nunca he ingresado y suspendieron la operación mediante el eco que me realizaron.

Continúo trabajando porque soy licenciado en Historia y Ciencias Sociales, siendo profesor de la Escuela de Oficios de Cabaiguan

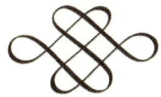

Testimonio 40

Soy Gilberto Monteagudo Calero. Vivo en la calle Elsire Pérez No. 25 en Guayos, Sancti Spiritus, Cuba.

Mi enfermedad eran tres arterias obstruidas. Fui para La Habana a operarme, pero no pudieron; mi situación era muy mala. El médico, de regreso a mi casa, le dijo a mi hija que yo podía durar un mes o dos y me ingresaron en el hospital de Sancti Spiritus. Yo tenía dolor sobre dolor y los médicos no hallaban qué hacer conmigo.

El día que mi hija fue a ver a Frank, no se contaba conmigo (el paciente comienza a llorar).

A los 5 días de estar tomando el producto de Frank me dieron el alta y más nunca me han ingresado. Me hicieron un eco y lo que buscaban, que eran las arterias obstruidas, no apareció. Los cardiólogos se quedaron muy sorprendidos y guardaron una copia del resultado para entregarla a Lage, el jefe de Cardiología, del hospital de Sanctí Spiritus.

Declaración de la hija

Yo me llamo Riselda Monteagudo. A mi padre le daban Dolores Fuertes en el pecho y se puso negro. Determinaron que era un problema del corazón. Lo ingresaban, a veces hasta dos veces al mes, en el "William Soler" o en el hospital "Frank País", ambos en La Habana. El médico nos dijo que nos fuéramos preparando para lo peor, pues tenía todas las válvulas obstruidas y no lo podían operar, porque las válvulas estaban muy débiles y no resistiria la operación. Regresó a la casa y nuevamente se puso grave, echando espuma por la boca, y se despidió de los hijos, pues sabía que se iba a morir. **"Cuida a tu mama, que voy a morir"**, me dijo.

Comence a darle el producto de Frank, al día siguiente lo quitaron de terapia, y al segundo día le dieron de alta.

Conclusiones, gracias a Frank se le curaron las válvulas desde 1998, no hubo que operarlo, el eco cardiograma dio negativo, se curó la angina de pecho, el asma bronquial, que se ponía cianótico y una mancha negra que tenía en un pulmón.

Actualmente guataquea, siembra frijoles y hace tarrallas para pescar.

Declaración de la esposa

Soy la esposa de Calero. Hoy, 4 de noviembre de 2004, esta Gilberto haciendo tarrallas para pescar, después de que hace años estuvo muy grave. Es increíble, porque él estuvo en varios hospitales, incluso en el Amejeiras, el mejor, y dijeron que no lo operarían, porque cuando le fueran a quitar los equipos, se moriría. Tiene 78 años de edad.

Calero:

- Me echaron dos o tres meses de vida, cuando me dieron el alta en el Amejeiras, gracias a Frank, le debo mi vida.

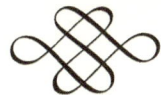

Testimonio 41

Me llamo Dayana y vivo en la finca La Luisa del barrio Paraíso en Cienfuegos, Cuba.

Soy la mamá de Dayana George. Los médicos que la trataban en La Habana eran los doctores Bustamante y Dupont. Ella tenía un riñón atrofiado con tres quistes, riñón poli quístico; me dijeron que le diera el producto de Frank y no llegó al año de estar tomando el producto de Frank y procedo a llevarla al hospital "William Soler; en los estudios que le realizaron me dicen que ya no había que operarla.

De los tres quistes, uno de ellos media 7 centímetros y se le desaparecieron todos con el producto de Frank.

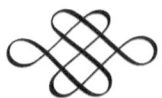

Testimonio 42

Soy Beatriz Juárez, vivo en la calle Republica de Perú #3, Chapultepec, Mórelo, México.

En los estudios realizados por infección renal, se me detecta que tenía un solo riñón y trabajaba al 60% solamente. Me dijeron que tenía que ponerme un catéter para hemodializarme y hacerme un trasplante de riñón, y que yo tenía que buscar el donante compatible.

Me entere del producto de Frank y comencé a consumirlo. No hubo necesidad de ponerme el catéter y pude tener a mi hija, pues estaba embarazada y los médicos me decían que tenía que interrumpírmelo. El diagnostico fue una hidronefrosis que devino en insuficiencia renal. Me cobraban 300,000 pesos por el trasplante, poniendo yo el riñón donado, y buscando el donador. El diagnostico fue realizado en el "Seguro del Estado," de México. Me dijeron que había que operar y poner el catéter urgentemente.

Gracias a Frank, por medio de Juan Alarcón, no tuve que ponerme el catéter, ni hacerme el trasplante y tuve mi hija, que pueden observar aquí conmigo (Se observa en la grabación).

Aquí está mi hija, que pude tener gracias a Dios y al producto a Frank. Se llama Lizbet.

Declaración del Padre

Soy el padre de Beatriz. Ella ha estado consumiendo el producto de Frank. La iban a hemodializar y hacer un trasplante de riñón. Es algo muy difícil, como todos sabemos, en principio no hay donante compatible, mi esposa y yo no éramos compatibles y buscamos ayuda por todos lados; Juan Alarcón nos hablo del producto de Frank y los resultados son asombrosos. Mi hija tenía un semblante demacrado y malo, con la cara marchita, sin vida; representaba una edad mayor. A la semana de tomar el producto de Frank comenzamos a ver los resultados y cambios: tenía vida en la cara y representaba la edad que tenía.

Sobre el trasplante de riñón, algunos me hablaron de 1,000,000 de pesos y en el Seguro Social "Siglo XXI", era más barato. Pero los médicos no dieron ninguna expectativa: todo lo veíamos deprimente, como si se acabara todo. Sin embargo, ella no interrumpió su gestación, que ocurrió al detectarle la enfermedad, y tuvo su niña felizmente. No ha tenido más problemas y solo se curo con el producto de Frank.

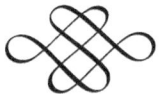

Testimonio 43

Me llamo Fabio Linares, vivo en la calle Cuba #4 en Cruces, entre Camero y Ricardo Díaz, en la provincia de Villa Clara, Cuba.

Me operaron varias veces de catarata y se reproducía, occurio en los años 1988, 97 y 99. Posteriormente me iban a operar de Nuevo en enero del 2000, pero los médicos se percataron que, tomando el producto de Frank, la carnosidad se me callo. Tengo 75 años de edad. Los médicos que me operaron, fueron el Dr. López Cardet, el Dr. Urbano Rodríguez y la tercera y cuarta operaciones la Dra. Clara Gómez, todos de la Liga contra la Ceguera, hospital "Pando Ferrer" en Marianao, La Habana.

En 5 meses tomando el producto de Frank, desapareció la carnosidad (catarata), y no fue necesario operarme.

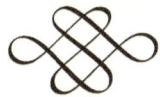

Testimonio 44

Me llamo Agustín Morejón, tengo 72 años y vivo en la calle 12 # 2 en el ingenio Washington (Central George Washington), en la provincia de Villa Clara, Cuba.

Frank me curo una insuficiencia renal desde el año 2000. Me sentía muy mal, tenía tratamiento en el Hospital Naval de La Habana. Tenía mal la creatina y la hemoglobina. Después de hacer el tratamiento de Frank, estoy bien, incluso me hicieron un chequeo ahora en noviembre y me dio la creatina en 25, el colesterol en 4 y la presión en 120 con 80, de lo cual los médicos del Hospital Naval se han quedado azorados. El propio Dr. Orestes Benítez, se quedo azorado con el tratamiento de Frank, por los resultados.

Me habían dicho que muy pronto había que hacerme las hemodiálisis. Me lo dijo el mismo Dr. Orestes Benítez, el del Hospital Naval, que queda en La Habana del Este.

Yo trabajaba en el ingenio como operador de bomba de vacío y la insuficiencia fue producto de la presión, pues hace 15 o 20 años soy hipertenso. Me dio un infarto en el año 1990 y otro en 1991. La presión alta afecta los órganos, a mi me afecto los riñones. El médico que me ha tratado siempre, el Dr. Benítez, ahora paso del Hospital Naval al Instituto y comenzó a atenderme el Dr. Fuentes, pero el que me curo la insuficiencia renal, fue Frank.

Quiero hablar también de un caso muy importante, de la hija de una sobrina mía que se curó con Frank de una leucemia fulminante.

Empezo a tomar el producto de Frank y curo la hija y cuando la madre, después de tomar el producto de Frank, la llevo a hacer el chequeo, estaba limpia la sangre. Se curó con el tratamiento de Frank; eso fue en 1999. La mama, muy contenta, se llama Máxima Benítez, vivía antes en el central Washington también, pero ahora vive en la Isla de Juventud. Cuando ella vino al Central, me dijo, **"Agustín, Frank me curo la niña."**

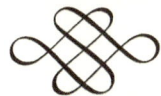

Testimonio 45

Mi nombre es Belkis Cepeda González, vivo en la calle 5A A No. 49802, entre 498 y 500 en Guanabo, La Habana, Cuba. Mi especialidad es en laboratorio clínico, donde tengo 42 años de experiencia.

Mi enfermedad era un aneurisma gigante intracraneal en la carótida derecha, el que se me diagnostico hace año y medio. Llevo un año y 3 meses tomando el producto de Frank.

Tenía la visión doble (diplopía), Fuertes Dolores de cabeza e insensibilidad en la facial derecha.

Con el producto de Frank comencé a mejorar hasta que desaparecieron los Dolores, la visión doble y la insensibilidad.

Estando ya en el salón para operarme, los médicos procedieron a revisar el disquete que resumía los estudios realizados y se percataron de que ya no era necesario efectuar la operación en la cabeza.

El estudio que se me había realizado era el de Angioresonancia y la prueba la realizó el Dr. Carlos Ugarse, la operación la efectuaría el Dr. Jordán, del CIMEC.

El único tratamiento que hice fue el de Frank, porque se me había planteado que lo que llevaba era intervención quirúrgica, la que no fue necesaria, gracias al tratamiento de Frank, como único tratamiento.

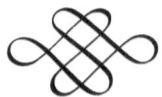

Testimonio 46

Yo me llamo Pedro Ester Plasencia Santos. Vivo en el municipio de Quemado de Güines y mi centro de trabajo es la granja "Central Riquelme," Cuba.

Quiero decir que en el año 2002 comencé con una enfermedad desconocida para mí. Visite el Hospital Provincial de Santa Clara, el "Arnaldo Milian Castro," y me diagnosticaron una colitis ulcerativa idiopática. Caí en crisis reiteradas de diarreas constantes y la hemoglobina en 4 y 5 puntos. Me transfundían constantemente y sin respuesta. Me remitieron al Hospital Oncológico de La Habana para hacerme unas pruebas especiales y me mandaron tres tipos de tratamientos y no hubo respuesta. A partir de ahí, visite a Frank, que me mando un tratamiento y a partir del Segundo mes se desaparecieron todas las crisis. La hemoglobina me subió y la tengo en 13; comencé a trabajar.

Quiero decir que cuando estaba en la crisis, el médico opto por operarme, o sea, extraerme el colon, lo cual era muy difícil para mí. El médico me decía que no había otra cosa que hacer. Yo, como solución, vine a ver a Frank y ha habido una respuesta muy grande en mi. Había bajado 20 kg y ya los subí y estoy en mi peso normal, con la hemoglobina aceptable, gracias al producto de Frank.

Yo no tenía esperanzas de vida. El médico me dijo que no había solución para mi caso, que lo único era quitarme el colon. Gracias a Frank, no hubo necesidad. Después de tomar su producto no hubo más crisis la hemoglobina la tengo en 13. A mí me atendían en el hospital "Arnaldo Milian Castro" de Santa Clara, el Dr. Mario Hernández Cuba y en el Hospital Oncológico de la Habana, también me hicieron algunos estudios.

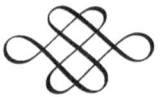

Testimonio 47

Me llamo Yoleimi Escalona Rodríguez, vivo en Santa Catalina 157 entre Lawton y San Anastasio, 10 de Octubre, La Habana, Cuba.

Estaba llena de psoriasis desde la cabeza hasta los pies, fui tratada en el Hospital Clínico Quirúrgico de 26, con varios tratamientos y no tuve mejoría de ningún tipo. Hasta comencé con el tratamiento de Frank. Actualmente estoy limpia y yo tenía la psoriasis en todo el cuerpo.

Hace dos meses el equipo del Dr. Millares Cao, que radica en el Centro de Histoterapia Placentaria, me paso por la lámpara y detectaron que no tenía nada. Esto fue en la Clínica "Cira García," en La Habana.

Todo fue gracias al tratamiento de Frank.

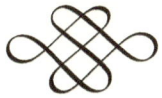

Testimonio 48

Me llamo Leidy Morejón; vivo en el central "Washington," calle No. 12, casa No. 10, municipio de Santo Domingo, provincia de Villa Clara, Cuba.

Supe del producto de Frank a través de unas amistades: mi papa tenia cirrosis hepática. Estaba Amarillo, engarrotado y con mucha pérdida de peso corporal. El médico lo mando para su casa y le empezamos a dar el producto de Frank, y a los seis meses le hicieron los estudios y ya estaba curado. El médico dijo que era la primera vez que el veía eso, que una persona se curara una cirrosis hepática.

La de mi papa era una cirrosis alcohólico, pues él se tomaba hasta una botella de ron diaria.

Actualmente el trabaja en labores agrícolas: guataquea, limpia caña y siembra productos agrícolas.

El médico lo había mandado para su casa, porque decía que era una cirrosis hepática avanzada y no le mando ningún tratamiento. Solamente se curó con el producto de Frank.

A él se le puso Amarillo el cuerpo, la punta de los dedos y los ojos.

Actualmente lleva una vida normal y tiene 61 años. Vive en el central "Washington," en mi misma dirección.

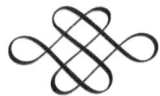

Testimonio 49

(Entrevista al paciente Roberto Barrera Aguilar, vecino de la carretera Arango 127, Minas, Guanabacoa, Habana, Cuba, con participación de la esposa del mismo.)

Tenía cirrosis hepática en estadio final con tumores en el hígado, el pronóstico que le dieron fue de 15 días a dos meses de vida como máximo. Estaba ingresado y le dieron el alta para su casa. También tenía ascitis (distensión abdominal). Le extraían hasta 3 litros y medio de líquido abdominal. Lo atendían en el Hospital "Miguel Enríquez", de La Habana.

Comenzó a tomar el producto de Frank el 13 de septiembre del 2002, e inmediatamente empezó a mejorar. No se ha extraído mas liquido abdominal y todos los estudios que se le realizan dan negativos: ultrasonido, endoscopia y anticuerpo C.

Cuando llevaba 6 meses tomando el producto de Frank, el Dr. Fuentes Sánchez, del Hospital "Miguel Enríquez", le expreso: **"Te veo y no te creo, es increíble."**

Antes de darle el producto de Frank, consulte con la doctora y le dijo que le diera el producto a mi marido, pues ese producto estaba dando muy buenos resultados y no se va a poner peor de lo que está, pues está en fase final.

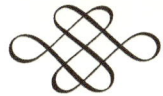

Testimonio 50

Mi esposa se llama Berta, Angélica Cortes, vivimos en Prolongación de Leiv, Jojutla, y nuestro teléfono es 23698, México.

Mi esposa tenía una enfermedad llamada pancreatitis. Era tan grave la enfermedad, que los médicos me dijeron que tenía todo por dentro podrido, que podía fallecer. La mandaron para México DF y la conectaron a unas maquinas para hacerle un lavado, pero solo hicieron algunas incisiones con las sondas y en una de ellas la metieron al quirófano y la tuvieron que empaquetar y pasar para terapia intensiva. Dijeron que estaba muy grave y le hicieron una traqueotomía. Manifestaron que no iba a poder salir de allí y pusieron las maquinas a darle aire, porque sus pulmones estaban muy dañados. Estuvo tres meses sedada y los médicos me dijeron que no había ninguna posibilidad, que ya se nos estaba yendo. Le comenzamos a dar el producto de Frank con un gotero. Cuando eso ocurrió, pesaba 37 kg y estaba reportada de grave.

El 25 de febrero de 2004 se le comenzó a dar el producto de Frank, y los médicos se sorprendieron por la reacción y le dieron el alta el 13 de marzo, cuando llevaba 16 días tomando el producto de Frank, sin más ningun medicamento. El alta también se la dieron sin ningún tipo de tratamiento.

En terapia intensiva, mis suegros le daban solamente el producto con un gotero, porque tenía la boca abierta. Antes de darle el alta, los médicos se sorprendieron mucho y la subieron de piso y se le quito la cánula de la traqueotomía, poniendo una de metal. Sorprendentemente, a los 4 días comenzaron a cicatrizar las heridas. Le empezamos a dar el producto de

Frank ya no con gotero, sino con cucharadas. Por eso los médicos me le dieron el alta enseguida, pues se sorprendieron mucho. Alta sin ningún medicamento, solo el de Frank; la saque del hospital con 37 kg y hay otro video anterior a este, que se observa muy delgada y con andadores. Ya vamos para 3 meses. Estaba muy grave.

Declaración de Berta, la paciente

Me dieron el alta sin ningún medicamento, solo el de Frank; le tengo mucha fe al producto de Frank. Para lo que tuve, conmigo no se contaba, yo era una de las primeras para no salir de allí, del hospital "Siglo XXI" en México. Me trataba el Dr. Niño, en gastroenterología. Hoy peso 56 kg y los médicos me dicen: **"Esta muy bien."**

La paciente procede a mostrar a las cámaras, las cicatrices de la traqueotomía y las abdominales.

Declaración del esposo

En agosto le hicieron el estudio de la cantidad de piedras que tenía en la vesicula, que fue lo que taponeo el conducto pancreático, y el resultado fue también desaparecieron las piedras con el producto de Frank. Desapareció la pancreatitis y las piedras de vesicula. Eran tres piedras, una de ellas, muy grande, fue el tapón. El producto lo empezó a tomar cuando no hablaba y estaba sedada, pero después hacia señas para que se lo dieran. Quiero mostrar nuevamente las cicatrices, que parecen machetazos. A ella la tenían con bastantes maquinas alrededor del cuerpo. Los médicos que la atendían en el "Siglo XXI" me dicen: **"…como que volvió a nacer."**

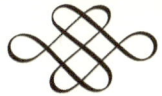

Testimonio 51

Yo soy la mama de Filian y me llamo Marlen Ramírez, somos del pueblo de Quemado de Güines, en la provincia de Villa Clara.

A mi hija diagnosticaron una encephalitis y estuvo ingresada grave en la sala de terapia. Nos dijeron que eran convulsiones de epilepsia mieloclonica, que es la más grave que hay, y la más difícil de controlar. Le hicieron una prueba en el somatón y me dijeron que le había dado un infarto cerebral pre-natal. Estuvo ingresada en La Habana durante 60 días y me dijeron que nunca se le quitarían las crisis.

Regrese a Santa Clara y comenzamos a darle a la niña el producto de Frank; paso mes y medio tomando el producto y después ha recuperado la vista. Tomando el producto de Frank sin convulsionar y tampoco le ha dado más asma, a pesar de que era asmática.

Le debo a Frank la salud y la vida de mi hija.

La trataba la Dra. Ela Bore del Hospital "Juan Manuel Márquez."

Ella tenía asma, ceguera nula, problemas en la piel y la epilepsia, todo lo cual fue curado por Frank. Los médicos me dijeron que la niña nunca me iba a dejar de convulsionar, que el límite de vida que tenía la niña era de un año, lo cual me dolió mucho. O sea, tenía cuatro padecimientos y un año de esperanza de vida.

Cuando vine a ver a Frank, me dijo que él me curaba la niña y al mes no convulsión más ni le dio más asma. A veces le daban hasta 100 ataques epilépticos diarios. Ningún medicamento le asentaba, ni siquiera un medicamento moderno que había en el extranjero, que nos sugirieron se lo diéramos a la niña, y que pasamos mucho trabajo para encontrarlo. Tampoco le resolvió.

Resolvimos el problema, cuando vinimos a ver a Frank. Ella había perdido totalmente la vista y hoy ve la televisión, lo de la piel desapareció también.

Tengo que darle las gracias a Frank que le devolvió la vida a mi hija, ya que tenía un pronóstico de 1 año de vida.

Todo eso paso en el 2000 y mas nunca le han dado crisis.

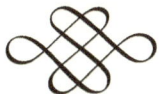

Testimonio 52

Mi nombre es Olexi Pardo Socarras, vivo en la calle Corral Falso No. 49, entre Padilla y Paredes, Guanabacoa, La Habana, Cuba.

Llevo cuatro años atendiéndome con Frank el VIH (Virus de Inmunodeficiencia Humana) y los resultados de los análisis dan normales, asintomáticos y sin problemas. Pero Frank y yo también hace 4 años que estamos esperando la autorización para hacerme la **carga viral**.

Esta es la segunda entrevista, y espero que la ultima, que me hace Frank.

Inicialmente estuve en "Los Cocos," en Santiago de Las Vegas. Desde noviembre hasta febrero, durante tres meses, se nos dió un curso de como aprender a vivir con el VIH Después salí del hospital en mayo del 2000. Tenía los CD4 en 19 y comencé a tomar el producto de Frank y se me montaron en 36; la hemoglobina la tengo casi en 15. Nunca he tenido tratamiento antirretroviral y es ahora cuando autorizan a hacerme la carga viral. El resultado fue:

Carga viral no detectable

O sea, no se detecto el virus del SIDA en mi cuerpo, gracias a Dios y a Frank.

La que me hizo el estudio del virus del SIDA fue la Dra. Olga Castaño, en el IPK (Instituto Pedro Kouri).

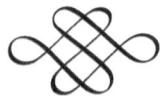

Testimonio 53

Me llamo Orestes Lemes Trimino y mi esposa Marlen Rodríguez. Soy hermano de la doctora que entrevistaron anteriormente. Tanto mi esposa como yo somos ingenieros, graduados en la Universidad Central "Marta Abreu" de Las Villas (cubanos).

El motivo es que no tenía hijos y el análisis daba baja la cantidad de espermatozoides; al cabo de estar tomando el producto de Frank por tres meses, mi esposa tuvo el primer embarazo. Ya hemos tenido dos hijos Modestito y Mario Lemes.

Quiero aclarar que había estado casado con tres esposas anteriormente y no había podido tener descendencia.

El urólogo que nos trataba antes de tomar el producto de Frank, fue el Dr. Vigil. Para terminar, quiero aclarar que los dos hijos que hemos tenido **esta muy claro que se los debemos a Frank. –Eso fue en 1999.**

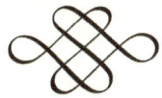

Testimonio 54

Soy Dania Bracero, la mama de Jorge Alberto Bosija Bracero, cubana.

A los nueve meses de nacido le detectaron una hidrocefalia; fue internado en el hospital "Eduardo Agramonte Pina" de Camagüey en el año 2002, porque se puso muy mal, y en 25 días, durante el mes de mayo, tuvieron que operarlo 5 veces, con muchas complicaciones, no se contaba con él, porque me hizo hemorragia cerebral, parálisis y dejo de hablar y de caminar, complicándose con la meningo. A los 9 meses, en enero del 2003, se volvió a poner mal y lo volvieron a operar 5 veces en 15 días.

Llame personalmente a Frank González y me dijo que tenía la cura del niño. Me puse tan nerviosa! El médico nunca me había dicho que el niño tenía cura, sino que lo único que se podía hacer era, tantas veces como se pusiera malo, entrarlo al salón, a expensas de perderlo en una de esas operaciones.

Yo no pude terminar de hablar con Frank, pues comencé a llorar muy nerviosa. Llame a mi hermana, para que terminara la conversación.

A partir del 19 de Febrero 2003, a menos de un mes de la última operación, le empecé a dar la formula de Frank. El niño no caminaba, le daban Dolores de cabeza y fatiga, perdía la estabilidad y era hipertenso. A partir del 19 de febrero del 2003, que le empecé a dar la medicina de Frank, le suspendí el fenobarbital y los demás medicamentos que tomaba. No se ha operado más. Ya está en la escuela normal, pasó para primer grado y, gracias a Frank, mi niño tiene estabilidad, no ha tenido más problemas de presión y camina; no le han dado convulsiones, ni fatiga, ni Dolores de cabeza, y lo más importante, que no ha ido más al salón de operaciones.

Le estoy muy agradecida a Frank. La enfermedad de él no tenía cura en el mundo, pues es la llamada "estenosis del acueducto." Los médicos recientemente plantearon que él estaba bien, pero que de todas formas, le iban a hacer un estudio. Procedieron a efectuar las radiologías y otros estudios y el resultado fue que el niño está completamente normal. **Está curado.**

Posteriormente, se acerca la cámara de video y toma filmaciones de las 10 operaciones realizadas en la cabeza del niño antes de tomar el producto de Frank.

Declaración del niño

Yo soy Jorge Alberto Basija, vivo en Yaya Malcu, en Camagüey.

Palabras finales de la madre, Dania Bracero

Para terminar, quiero decir que los niños que tienen la misma enfermedad, unos han muerto, y otros han perdido la visión y no caminan, y el mío se curó.

Desde el 2003 fue curado sin recaída.

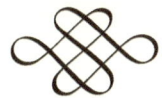

Testimonio 55

Yo me llamo Dagoberto Rodríguez Martínez, vivo en Martí 204 entre Placido y Alcides, Pino, en Guayos, provincial de Sancti Spiritus, Cuba.

Tenía una aplasia medular severa y me trate en el Hospital "Hermanos Amejeiras" en La Habana, pero no resolví. Tome el producto de Frank y hoy tengo la hemoglobina en 13 y las plaquetas en 200,000. A partir del mes y medio de estar tomando el producto de Frank, me dejaron de hacer transfusiones. Me iban a hacer un trasplante de médula, pero no fui compatible con mi familia y no encontramos médula compatible; pero gracias al tratamiento de Frank no fue necesario hacerme el trasplante.

Las plaquetas las llegue a tener en número de 5,000, cuando el mínimo que uno debe tener es de 150,000.

Los médicos que me trataron en el Amejeiras, fueron los doctores Carno, De Castro y Guillermo. Como dije anteriormente, desde el mes y medio de estarme tomando el tratamiento de Frank, no me transfunden.

Declaración de la esposa

Yo soy la esposa de Dagoberto Rodríguez, la enfermedad se la detectaron en el hospital de Sancti Spiritus, con las plaquetas y la hemoglobina muy baja. A él lo ingresaban varias veces y lo transfundían hasta tres veces por semana.

Ahora les muestro ante la cámara los dos niños jimaguas que tuvimos en el 2004. Uno peso al nacer seis libras y el otro siete, y los dos son varones. Son jimaguas y los tuvimos después del tratamiento de Frank, que fue quien lo curo.

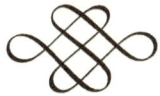

Testimonio 56

Me llamo Alberto González Vazco, soy vecino de la calle San Vicente No. 38 en Sancti Spiritus, Cuba.

Tenía una aplasia medular severa y fui remitido al hospital "Hermanos Amejeiras" en La Habana, para un posible trasplante de médula en el año 1990; pero no había compatibilidad entre mi hermano y yo y los doctores me pusieron un tratamiento para que a los tres meses volviera a La Habana a otra consulta.

Volví y no hubo respuesta. Me volvieron a poner otro tratamiento con un suero diario y tampoco hubo respuesta. Casi no tenía plaquetas, la sangre no coagulaba y me sangraba mucho la encía. Me dieron el alta del Hospital Amejeiras y le comunicaron a mi familia que todo lo que podían hacer conmigo lo habían hecho y que me llevaran para la casa para que me continuaran transfundiendo aquí en Sancti Spiritus, en el hospital. Y me comenzaron a transfundir durante dos años. Empecé a hacer rechazo a las transfusiones y comencé a convulsionar.

Es entonces, cuando ya no tenía ningún tipo de tratamiento, que mi mama se entera de Frank.

Frank le dice a mi mama que era un proceso lento, poco a poco la médula iba a ir evolucionando paulatinamente y se comenzó con el tratamiento de Frank y comenzó a verse la respuesta: las transfusiones de un día sí y un día no, se fueron alargando hasta que no hubo que transfundirme más. Después, cuando se normalizó la hemoglobina, Frank me quito el tratamiento y nunca mas me han tranfundido. Tengo la hemoglobina en 16 y las plaquetas normales. Pude tener familia después de eso, un niño y lo que puedo decir a ustedes es que fue Frank el que me curo.

En el hospital Amejeiras me trataban los doctores Munio, Travieso, Gasnel y De Castro.

Para terminar, quiero decir que esto se resume muy fácil en una entrevista, pero lo que yo, mi mama y mi familia pasamos, fue un sufrimiento muy grande.

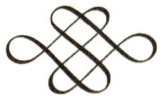

Testimonio 57

Yo me llamo Celia y soy la abuela de Daniel Carvajal Cabrera. Vivo en la calle Mingo Tamayo No. 18, Baragua, provincial de Ciego de Ávila, Cuba; y el niño siempre ha vivido conmigo.

Mi nieto tenía 15 meses de edad cuando lo lleve a La Habana y en el laboratorio del hospital "William Soler" de La Habana, le hicieron el análisis al niño y me dijeron que esperara en la puerta y después me comunicaron que tenía tres de hemoglobina que tenía que llevarlo urgentemente a transfundir. En una semana lo transfundían todos los días. Le pregunte al médico que probabilidades de vida tenía el niño y me dijeron que ninguna, que llegaría el momento en que las venitas se le tupirían de tantos pinchazos y se obstruirían y que ya sabia lo que podía esperar.

(La entrevistada comienza a llorar continuamente, haciendo muy difícil la entrevista).

Me dijeron que el niño tenía una aplasia medular del rojo, que la médula no le producía glóbulos rojos y que él no tenía vida con eso, que serian tantas las transfusiones, que se le obstruirían las venas.

De ahí supe de los productos de Frank y decidí ir a verlo y comencé a darle el producto el 13 de Noviembre 1998, y no ha habido que ponerle más ninguna transfusión, y siempre se ha mantenido en 12 la hemoglobina.

Los estudios se los hicieron en el Hospital "William Soler" de La Habana. Allí lo atendían la doctora Varia y el doctor Jesús; ellos me preguntaban lo que yo había hecho y yo les decía que le habíamos dado los productos de Frank. Y aquí tengo al niño, conmigo. Mas nunca le ha dado nada y se le hacen los chequeos y todo da normal y está bien en sus estudios.

Desde 30 de octubre de 1998 no se lea hecho más transfusiones, fecha en que se le hizo la ultima.

A él donde primero lo atendieron fue en la colonia de Camagüey, en el hospital "La Colonia"; donde le hicieron los primeros chequeos. Fue la Dra. Celia, quien precisamente se llama igual que yo. Lo mínimo que llego a tener el niño en hemoglobina, fueron 3 puntos.

Declaración nuevamente de la abuela

Esta entrevista que se me hace a mi es una cosa muy grande, porque yo nunca llegue a pensar que tuviera mi niño como lo tengo. Porque si me decían que no tenia vida en La Habana y ha obtenido la vida, con los medicamentos de Frank; esto es lo más grande que me podía pasar.

Por último, quiero decir en esta entrevista que los médicos me dijeron que la única posibilidad que podía haber era un trasplante de hermano a hermano y con peligro para la vida de los dos.

Imagínese la reacción de nosotros, y con el producto de Frank, se curó y no hubo necesidad de hacer trasplantes. (La entrevistada nuevamente rompe en llanto).

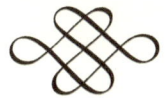

Testimonio 58

Entrevista realizada al Lic. Rodolfo Cardoso Luna. Diciembre 29 de 2004.

Vivo en la calle Chicho Torres, edificio 3, apto. 1 entre Onelio Hernández y Martí, Reparto Vista Hermosa, Ciego de Ávila, Cuba; teléfono 0133-207742.

Yo soy el que le llevaba al medicamento a los pacientes cubanos que les relacionare, debido a que algunos de ellos vivían hasta a 300 km de distancia de donde vive el Lic. Francisco González.

Los pacientes son:

1. Vivian Ramos Aguillo, 15 años, vecina del edificio 14, apartamento 29, en Camagüey, con el teléfono 284644. Padecía de **aplasia medular. Se transfundía un día sí y otro no.** Tenía 12 años cuando comenzó a tomar el producto de Frank. No ha tenido que transfundirse más y actualmente se encuentra curada. Desde 2001 no se transfunde y que toma el producto de Frank.

2. Jorge I Pena, 17 años, vecino de "Batalla de las Guácimas," edificio A, apartamento 4, Vertientes, Camagüey. Padecía de **aplasia medular**. Se transfundía frecuentemente. Tenía 5 años cuando empezó a tomar el producto de Frank. Se le fueron alargando las transfusiones, hasta ahora, que no ha habido que transfundirlo más. Se le dio el diagnostico de que estaba curado.

3. Grisel Díaz Montalvo, 10 años, vive en la Calle 1A, entre Carretera "Batalla" y Calle 2A, reparto "La Cuadra", en Vertientes. Padecía de **aplasia medular**. Se transfundía un día sí y un día no. Tenía 7 años cuando comenzó a tomar el producto de Frank, tomándolo por dos años y medio; jamás se ha transfundido después de tomar el producto y ya está curada. La mama es doctora en estomatología del municipio de Vertientes, Camagüey y el papa, William Díaz, trabaja en el ingenio de la localidad.

4. Osvaldo Duran Carmona, 77 años, vecino de Los Ángeles, Vertientes. Tenía un **tumor en el hígado** del tamaño de una naranja. En el hospital "Hermanos Amejeiras" de La Habana, le pronosticaban 3 meses de vida. Tomando el producto de Frank por espacio de 6 meses, el tumor desapareció y ya está curado.

5. Susana, vive en Camagüey. Tenía un **tumor en el hígado** con un cuadro complementario de deshidratación y 5 puntos de hemoglobina. Tomo el producto de Frank por 3 meses. El tumor despareció.

6. Félix Merino Verdecía, de 78 años de edad, vecino de Calle 2a No. 85, en Camagüey. Padecía de un **cáncer de próstata**, con un pronóstico de escasos meses de vida. Comenzó a tomar el producto de Frank. A los 8 meses se le repitieron todas las pruebas, y dieron negativas.

7. Aracelio Águila, de 78 años de edad, vecino de Narciso Callejo, municipio de Venezuela, Ciego de Ávila. Tenía un **tumor en tráquea y estomago**, se le daban 4 meses de vida en el Hospital "Hermanos Amejeiras". Tomo el producto de Frank por un año. Se le desapareció todo. Su hijo se llama Onelio Águila y es el presidente de la Asamblea Provincial del Poder Popular, (gobernador).

8. Orisiel Morales Quintana, de 16 años de edad, vecino de Ranchuelo, Chambas, provincial de Ciego de Ávila. Tenía un **linfoma Hodgkin**. Tomo el producto de Frank por 1 año y ahora está curado.

9. Yiasmany Sánchez Cardoso, de 10 años y vecino de la calle A No. 67, entre 5A Y 6a, reparto Villa Mariana, en Camagüey. Padecía de un **carcinoma de estomago**. Se trataba en el hospital "Hermanos

Amejeiras", donde no le daban vida. Tomo el producto de Frank durante 1 año y 3 meses y ya está curado. Su papa, Sergio Sánchez, se encuentra muy agradecido y dice que le dará el producto de Frank de por vida, porque su hijo ya estaba casi muerto y actualmente goza de perfecta salud y se encuentra estudiando.

10. Ana Luisa Alfonso Moreno, de 54 años, vive en el edificio E, bloque 4, apartamento 3, reparto "La Conquista", en Florida, Camagüey. Tenía un **papiloma nasal maligno** de dos centímetros en la fosa nasal izquierda. Es una joven y bonita mujer que lloraba porque tenía que operarse su nariz (cortársela). Tomo el producto de Frank por 6 meses y expulso el cáncer. Yo lo tengo guardado en un pomo en mi casa y ella está muy contenta. El médico, cuando la examinó, le dijo que **"Que había pasado que ahí no había nada?"** No se tuvo que operar.

11. Claudina Pérez Arrechea, de 84 años, reside en la calle C No. 179, entre Martí y Onelio Hernández, en Ciego de Ávila. Tenía **neoplasia en estadio final** en ambos pulmones. Tomo el producto de Frank durante 1 año. Ya desaparecieron las tumoraciones y en estos momentos goza de perfecta salud.

12. Idalsi Rodríguez Paz, de 4 años de edad, vecina de Pasaje 12 esquina a Libertad, en Jicotea. Padecía de un **carcinoma de estomago**, con el abdomen muy distendido. La llevaron para el "Amejeiras" en La Habana. Le pusieron los sueros citostaticos y la mandaron para la casa, porque no le daban vida. Comenzó a tomar el producto de Frank. Al año de estar tomándolo le hicieron las pruebas y dieron que estaba curada.

13. Miguel Hurtado Cárdenas, de 27 años y es vecino de la carretera Embarcadero 171, en el municipio de Morón, en Ciego de Ávila. Presento una **cirrosis hepática con tumoraciones en el hígado.** Tenía el abdomen distendido con ascitis y se le extraía constantemente líquido abdominal. Lo trajeron para La Habana y no le daban nada de vida. Tomando el producto de Frank, en 1 año y 3 meses, se encuentra curado, goza de salud y se encuentra trabajando.

Finalmente, quiero aclarar que yo fui paciente de Frank, así como mi hijo, que era epiléptico, y el nos curo. Todas las personas a que he hecho mención anteriormente, era yo el que les llevaba el producto de Frank. También quiero señalar que soy Licenciado en Ciencias Jurídicas, en la especialidad de Ciencias Penales de Instrucción Policial y Capitán Retirado de la Policía Nacional Revolucionaria.

Conclusiones

Ya han leído este librito que se les ha presentado tan crudamente como es la vida misma. Se ha ido directamente al asunto, sin ampulosidad literaria, porque, como se dice al principio, no soy un doctor literato, sino solamente un abogado que paso por las mismas cosas que puede estar pasando quien este leyendo estas líneas. Mas le digo, levántate con fe! Y grita, como una vez grite yo en la sala de mi casa, pues si es cierto que tienes fe serás capaz hasta de resucitar a un muerto, pero si no la tienes y vienes a la tierra muy recargado de karma, tendrás que recoger tu cosecha; ni el mismo Sai Baba intervendrá, seguramente.

Salpicado, y herido por la ingratitud, muchas veces desee reducir a cenizas este trabajo, mas lo pensé bien, mi propia conciencia me ordeno terminarlo. Era mi responsabilidad y obligación y un modo de glorificar al varadero protagonista, que me utiliza como su instrumento.

Un solo ejemplo: una mujer, madre de una hermosísima y pequeña criatura, víctima de una aplasia medular severa en estadio final y para quien solicito mis productos, al cabo de tres años de haberla curado se negó a testimoniar, aduciendo que lo lamentaba, pero no estaba preparada para eso. Con cierta arrogancia, no recordo cuando a su hija había que hacerle hasta una transfusión diaria y ya, finalmente, hasta le habían suspendido las transfusiones porque había hecho rechazo a las mismas y a todo medicamento.

Y recordé aquel pasaje bíblico, cuando los diez leprosos vinieron a Jesús para ser sanados y El les ordeno que fuesen y se mostrasen al sacerdote; en el camino fueron limpios, pero solo uno volvió para darle Gloria; los otros siguieron su camino, olvidándose de aquel que los había sanado.

Entonces me digo: Si esto le hicieron a Jesús, que puede esperar este mísero pecador?

En cada milagro que se haga sobre la tierra, esta a Jesús, y su obra no puede permanecer en secreto, a hurtadillas quedar. El pulso de la vida ha vuelto a latir en cientos de personas a través de este instrumento y hay que volver a Jesús, para glorificarlo, porque, tal como dijo Sai Baba: "La ingratitud es un pecado, pero mostrar ingratitud es un pecado grave."

No obstante, pase a la ingratitud de algunos, otros han cooperado y se muestran sus testimonios, aunque en modo alguno no constituyen la totalidad de los curados y los Milagros realizados desde 1986 devido a la leucemia que ataco a mi hija Misleidys Gonzalez la primera en consumir mis productos y son simplemente un boceto apresurado de lo que representa el trabajo, en su conjunto.

Sé que no se puede esperar el 100% de credulidad. Existen los que creen, los que no creen, los que les conviene creer y los que quieren creer, pero sus barreras mentales se lo impiden, o que sus prejuicios y su mentalidad occidental y cientificista están tan impregnados en ellos, que no los dejan ver la verdad. Esto que han leído, es parte de la verdad.

A los que sinceramente no creen, pero sienten en si una chispa de duda o esperanza; a los que no les conviene creer, pero son capaces de asirse a una justificación ante los demás; a los cientificistas, a quienes basta una prueba "científica" para aceptar; a los que, con humana curiosidad, sientan el deseo de verificar algo; a todos les digo, que estas entrevistas fueron extraídas de testimonios, resultados de examenes médicos, grabaciones y filmaciones que obran en poder del autor, los cuales pongo a disposición de quienes vengan a consultarlas.

Ah! Finalmente, la pregunta que todos se harán: Que fue de mi pequeñita hija? Tenía escasos 3 añitos cuando el tsunami azoto mi Corazón. Se las muestro en la foto que acompaña la mía en la contraportada eso fue 1986. Nunca más hizo recaída de su leucemia. Actualmente tiene 3 hijos saludables.

Gracias, Jesús!

Gracias, Sai Baba!

Gracias, Dios mío!

www.ingramcontent.com/pod-product-compliance
Lightning Source LLC
Chambersburg PA
CBHW020311290526
45784CB00003B/1468